医療現場の
悩みを解決！

JN246266

子どもの
発達障害
Q&A

著 **市河茂樹**
安房地域医療センター小児科

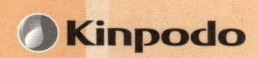

Kinpodo

は じ め に

「**発達障害はCommon Disease**」。でも「**発達障害診療はやりにくい**」。

発達障害が社会に認知され、さらに医療的介入の有効性が明らかになったことで、発達の相談を主訴に医療機関を受診する子どもは増え続けています。子どもの発達が気になる家族は、以前は遠方の専門機関を予約していましたが、最近は、まずかかりつけ医に相談してくれるようになりました。まさに「発達障害はCommon Disease（ありふれた疾患）」になりつつあります。

相談を受けるかかりつけ医側の事情はどうでしょう？　学生／研修医時代に発達障害のトレーニングを受けた経験のある医師はほとんどいません。また発達障害が疾患なのか、神経発達の多様性（neurodiversity）に基づく個性なのかという問題は別にしても、発達障害診療では発達障害だけに注目するのではなく、子どもの人生全体に関わる必要があります。普段の「病気を治す」診療ではなく、「子どもの人生を扱う」診療に戸惑う医師は多いでしょう。社会のニーズは高いけど、必要性もわかるけど、「発達障害診療はやりにくい」のが、多くのかかりつけ医のホンネだと思います。

筆者は「**発達障害に関わる医師が増えてほしい**」という思いから小児科専攻医やかかりつけ医と一緒に発達障害を診療してきました。また2021年の前著『外来で診る子どもの発達障害　どこまでどのように診るか？』（羊土社）では発達障害の具体的な診療方法を紹介しました。

こうした活動を通じて、小児科専攻医や全国の発達障害診療に関わるかかりつけ医の皆さんから多くの質問をいただくようになりました。質問の多くは「**発達障害の基礎知識は身についた。発達障害診療の楽しさも実感した。でも、微妙なさじ加減がよくわからない**」というものです。

本書のテーマは、**発達障害診療の「さじ加減」**です。実際にいただいた質問を中心に、診療前（第1章）から初診（第2章）、問診と検査（第3章）、診断と告知（第4章）、治療介入（第5～8章）と診療の流れに沿って47個のQ&Aと6つ

のコラムを設定しました。

　発達障害診療では人生を扱うので、個々の人生に正解がないように「絶対に正しい発達障害診療」はありません。しかし、決して「何をしてもよい」わけではなく、発達障害診療にも基本的な原則やエビデンスがあります。私たちは医療者としてその枠組みの範疇で診療しなければいけません。

　本書では、各Q&Aの冒頭に【原則＆エビデンス】を掲げ、続いて具体的な【症例】を提示し、その症例を通じて原則＆エビデンスを具体的に【解説】しました。ここまでが発達障害診療で守るべき枠組みです。

　さらに【私はこうしている】では、筆者のさじ加減を紹介しました。ここには、小児科専攻医とのディスカッションで「この先は、決まった診療方法はないから、あなたの考えで診療していい部分です。まぁ、ボクならこうするかな？」という内容を盛り込みました。もちろん、たくさんの子どもやその家族を診療する中で、あるいは発達障害の先達に教えてもらったことから、筆者なりの発見や気づきを記載するように心掛けました。それでも首を傾げたくなったり、筆者の愚痴や毒舌が染み出したりしている箇所があるかもしれません。多様な発達障害診療のリアルな一例とご理解いただき、皆さんの診療環境やスタイル、価値観に応じて取捨選択して読んでもらえると幸いです。

　本書が発達障害の診療に取り組むかかりつけ医の皆さん、そして子どもの発達を心配して、かかりつけ医の外来を受診する子どもと家族の役に立てれば、これ以上ない喜びです。

　最後に貴重な機会を下さった金芳堂さん、また優しく見守ってくれた担当編集者の西堀智子さまに感謝します。

2024年12月

安房地域医療センター小児科

市河　茂樹

医療現場の悩みを解決！ 子どもの発達障害Q&A

| 目次 CONTENTS

第1章
プロローグ ～発達相談の前に～

Q1 そもそも発達障害って何ですか？ 神経発達症とは何が違うのですか？ ・・ 2

Q2 発達障害に対し医療は何ができますか？
家庭でのしつけや教育の問題ではないですか？ ・・・・・・・・・・・ 7

Q3 専門医ではない、かかりつけ医が発達障害を診療できますか？
かかりつけ医の役割は何ですか？ ・・・・・・・・・・・・・・・・ 11

Column 1 診察に時間がかかってしまうときの対処法 ・・・・・・・・・ 15

第2章
外来で発達の相談をされたら（初診）

Q4 どんなときに「発達障害」を疑うのですか？ ・・・・・・・・・・・・ 18

Q5 発達の相談をされたとき、最初にすることは何ですか？ ・・・・・・・ 22

Q6 発達障害と間違えられやすい身体疾患を教えてください ・・・・・・ 25

Q7 発達障害が疑われる子どもを診察するときに注意することは何ですか？ 29

Q8 初診ですぐに専門医に紹介するべきサインは何ですか？ ・・・・・・ 33

第3章
発達相談の問診と検査

Q9 問診のコツを教えてください ・・・・・・・・・・・・・・・ 38

Q10 問診で集めた情報が膨大です。どのように整理したらよいですか? ・・・・ 42

Q11 かかりつけ医はどこまで検査をしたらいいですか? ・・・・・・・ 46

Q12 併存／合併症の検査・診断はどこまでしたらいいですか? ・・・・ 50

Q13 知能発達検査結果をどのように活用したらよいですか? ・・・・ 54

Q14 発達障害診療のアセスメントについて教えてください ・・・・・・・ 59

Column 2 診療が行き詰まったら「親を知ろう」・・・・・・・・・・ 63

第4章
診断と説明・告知

Q15 診断は何のためにするのですか?

個性的な子どもを病気にしてしまうのではないか、と不安があります ・・・ 66

Q16 診断の手順を教えてください ・・・・・・・・・・・・・・・ 70

Q17 家族には、何を、どのように説明したらいいですか?

うまく伝えるための工夫はありますか? ・・・・・・・・・・・ 74

Q18 自閉スペクトラム症 (ASD) を家族に説明するときの注意点は何ですか? 78

Q19 ADHDを家族に説明するときの注意点は何ですか? ・・・・・・・ 82

Q20 知的障害 (ID) を家族に説明するときの注意点は何ですか? ・・・・・・ 86

Q21 子ども自身にはいつ頃、どのように告知したらいいですか? ・・・・・・ 90

Q22 診断がつかない／診断基準を満たさないときは、なんと説明したら

いいですか? その場合、診断書を書いてもいいですか? ・・・・・・・ 94

Column 3 子どもが話をしてくれないときの対応 ・・・・・・・・・・ 98

第5章
治療と支援① ～心理社会的治療～

Q23 発達障害の療育・心理社会的治療とは何ですか? ・・・・・・・・・ 100

Q24 かかりつけ医にできる早期支援は何ですか? ・・・・・・・・・ 106

Q25 発達障害の子どもは絶対に叱ってはいけないのですか?
～望ましくない行動への対応法～ ・・・・・・・・・ 110

Q26 合理的配慮とはどんなことをするのですか? ・・・・・・・ 114

Q27 子どもの行動に「どう対応したらよいか」と聞かれたら? ・・・・・・・ 119

Q28 通常学級と特別支援学級、特別支援学校など
進路について意見を求められたら? ・・・・・・・・・ 123

Q29 進学・進級前にあらかじめ伝えておくことはありますか? ・・・・・・・ 127

Q30 勉強が苦手／嫌いな子どもにかかりつけ医ができることはありますか? ・ 130

第6章
治療と支援② ～薬物治療～

Q31 どんなときに薬物治療を始めるのですか? ・・・・・・・・・・・ 134

Q32 薬物治療について、何をどのように説明したらいいですか? ・・・・・・ 138

Q33 非専門医が使いやすい発達障害の薬物は何ですか? ・・・・・・・ 142

Q34 薬が嫌だという家族への対応は?
子どもが飲んでくれないときはどうしたらいいですか? ・・・・・・・・・ 146

Column 4 家族が診断に納得できないとき ・・・・・・・・・・・ 150

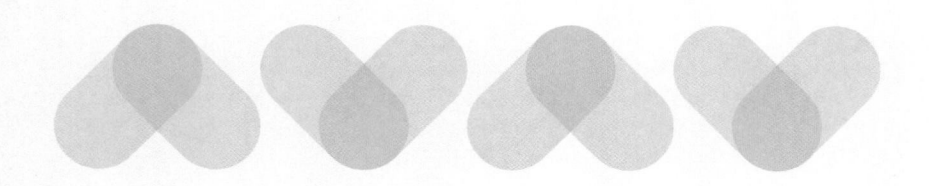

第7章
発達障害をめぐる社会福祉制度と多職種連携

Q35 どんな職種と連携する必要がありますか?
多職種との役割分担についても教えてください ・・・・・・・・・・・・・ 152

Q36 学校と連携するコツはありますか? ・・・・・・・・・・・・・・・・・ 156

Q37 発達障害の家族会に参加すると、
子どもと家族にどんな影響が期待できますか? ・・・・・・・・・・・・ 160

Q38 発達障害の子どもが使える社会資源と、医師の役割を教えてください ・ 164

Column 5 ネット・ゲームとの付き合い方・・・・・・・・・・・・・・・・・・ 169

第8章
定期通院とトランジション（成人期診療科への移行）

Q39 発達障害診療の目標は何ですか?
「予後良好」とは定型発達になることですか? ・・・・・・・・・・・・ 172

Q40 長期的な目標はどのように設定したらいいですか?
〜発達障害の予後あれこれ〜 ・・・・・・・・・・・・・・・・・・・ 176

Q41 子どものライフステージに応じた支援の注意点を教えてください ・・・ 181

Q42 急に子どもの様子が変わった／予想と違う経過になったとき、
どうしたらいいですか? ・・・・・・・・・・・・・・・・・・・・・ 185

Q43 専門医／専門機関に紹介すべきケースについて教えてください ・・・ 189

Q44 子どもが良くなりません。医師の気持ちが焦ってしまいます ・・・・・ 193

Q45 子どもが思春期になったときの注意点を教えてください ・・・・・・・ 197

Q46 いつまで定期通院するのですか? ・・・・・・・・・・・・・・・・・ 201

Q47 トランジション（成人期診療科への移行）はどうしたらよいですか? ・ 205

Column 6 「無視」した後は「待ってほめる」・・・・・・・・・・・・・・・ 210

付録　ASD・ADHD・ID・sLDの診断基準 ・・・・・・・・・・・・・・・ 211

索引 ・・・・・・・・・・・・・・・・・・・・・・・・・・・・・・・・ 216

第 1 章

プロローグ

~発達相談の前に~

そもそも発達障害って何ですか？
神経発達症と何が違うのですか？

原則＆エビデンス

- □ 「発達障害」は、脳機能に起因し、発達早期から見られる個人の特性である。特定の症状の固まりによって分類されている。
- □ 「発達障害」は、広く社会に認知された概念だが、医療・法律・教育・福祉など分野ごとに定義されてきたため、使う人によって内容が異なる場合もある。
- □ 「神経発達症」は、DSM-5-TR[1] で定義された医学的診断名／疾患名である。

症例

7歳（小学1年生）男児　Aくん

■主訴
学校から受診を勧められた。

■これまでの経過
　言語・運動発達の遅れはなかった。幼稚園でも多動傾向を指摘されていたが、集団行動はできていた。小学校入学後、授業中に離席し、担任が注意すると教室外に飛び出すため、病院受診を勧められた。

> A　：学校楽しいよ。先生や友達も好き。授業が長すぎるから立っちゃう。みんな、ずっと座っていてすごいよね、アハハ。（退室）
>
> 母親：本人は何も困っていないのですが、学校からは「発達障害の可能性が高いと思う。学校で支援を入れるために、病院で発達障害の診断を受けてください」と言われました。

医師：確かに自由で元気なお子さんですね。個人的には好きなキャラですが、学校の先生は苦戦するかもしれません。

母親：私の育て方が悪かったから、多動症になったのでしょうか？

医師：多動症は、医療ではADHDと言いますが、発達障害の一つです。発達障害は、生まれつき右利きと左利きがあるように、脳の特性の一つと考えられています。お母さんの育て方のせいではありません。

母親：でも、早く何とかしないとまともな大人になれないって言われました。

医師：そうでもないですけど、周りが早めに適切な対応をするに越したことはないですね。ADHDを、病気というよりAくんを理解するための手がかりと捉えてもらえるといいかもしれません。

解説

1.発達障害とは

発達障害（Developmental Disability：DD）は、1960年代に米国の法律に登場した用語です。その後、法律・福祉・教育・医療などの分野で独自に定義され、意味の変遷を経ながら現在に至ります。そのため社会に認知され人口に膾炙しているわりには、**使う人によって理解や内容に差異があります**。

発達障害者支援法では自閉スペクトラム症（Autism Spectrum Disorder：ASD）・注意欠如・多動症（Attention-Deficit/Hyperactivity Disorder：ADHD）・学習障害（Learning Disability：LD）とこれに類する脳機能障害と定義されていますが、厚生労働省の定義ではこれにチックと吃音が加わり、医療では「神経発達症（Neurodevelopmental Disorder：NDD）」として定義され、後述する7つの疾患が該当します（表1-1）。医療の「**神経発達症**」には知的能力障害（Intellectual Disability：ID）が含まれているのが特徴です。

表 1-1 神経発達症 DSM-5-TRの7疾患

知的能力障害群	Intellectual Disability
コミュニケーション症群	Communication Disorders
自閉スペクトラム症	Autism Spectrum Disorder
注意欠如・多動症	Attention-deficit / Hyperactivity Disorder
限局性学習症	Specific Learning Disorder
運動症群	Motor Disorder
他の神経発達症群	Other Neurodevelopmental Disorder

（DSM-5-TRより）

　このように発達障害の定義は一様ではありませんが、以下のA〜Dの前提条件は共有されています。

A. 脳機能に起因する個人の特性である（育て方が原因ではない）
B. 生まれつきと言えるくらい発達早期から存在する
C. 特性の強い人から弱い人まで連続的に存在する（グレーゾーン：Q15/→P.66参照）
D. その特性のために社会的に問題を生じている

　発達障害は、「親の育て方が悪い」わけでも、「本人の努力不足」というわけでもなく、自分ではどうしようもない「脳機能に起因する」困難である、という姿勢で診療することが大切です。

2.神経発達症とは

　発達障害を医療分野で定義したものが神経発達症です。医学的診断名であり、研究・治療的介入の対象疾患になっています。DSM-5-TRには神経発達症として表1-1 の7つの疾患が記載されています。疾患ごとに診断基準がありますが、思い切って簡略化すると、以下のa〜dに要約できます。

a. 特定の症状の固まりが存在する（例：ADHDなら多動・衝動・不注意）
b. 幼少時から症状が存在する
c. そうした症状により、社会的・学業的・職業的機能を損われている
d. 他の疾患ではない

このように、現時点では症状の固まりでしか神経発達症を診断できません。医学が進歩して病態が解明され、バイオマーカーで診断できるようになると、**ASDやADHDも単一疾患ではない**ことが判明するかもしれません。さらには、ASD・ADHDなどの疾患区分自体が見直される可能性もあります。今でも被虐待児の脳変化や成人発症ADHDなど、上記A〜Dに当てはまらない病態が議論になっており、神経発達症はまだまだ発展途上の疾患概念です。

私はこうしている

1. 発達障害と神経発達症の使い分け

学術研究は、「神経発達症」を対象として行われるべきで、決して「神経発達症」と「発達障害」を混同してはいけません。

しかし臨床現場では、「神経発達症」と「発達障害」の違いに目くじらを立てる必要はありません。一般的には「神経発達症」より「発達障害」の方が知られているので、診療の初期段階では「発達障害」を使用する方が伝わりやすいと思います。

他職種と話すときには、相手の使う「発達障害」の意味に注意が必要です。【症例】で学校の先生が「発達障害の診断を」と言っていますが、この発言は「DSM-5-TRの基準に基づく神経発達症と診断してもらってください」という意味ではありません。学校現場でAくんを特別支援教育の対象とするために、「教育的支援・配慮を要する発達障害」であるという医師の意見がほしい、と理解するべきです。「**診断よりも支援**」の原則（Q5/→P.22参照）に則ると、Aくんが学校で支援を必要としているのなら、医学的な診断基準にこだわらず「（教育分野で言うところの）発達障害」として意見書を提出してもよいと思います[注]。

姑息的ですが、発達障害診療では、学術研究で用いる医学的な神経発達症の診断と、**社会支援を利用するための便宜上／戦略的な発達障害の診断**（?）を使い分けた方がうまくいく場面が存在します。もちろん、家族にはこの違いをしっかり理解してもらう必要があります。

注：学校で教育的支援や配慮を受けるのに、厳密には医療の意見や診断は必要ありませんが、実際には「医療の意見」を求められることがよくあります。

文献

1) 高橋三郎ら監訳. DSM-5-TR™精神疾患の分類と診断の手引. pp21-45. 医学書院. 2023.

Q 2 発達障害に対し医療は何ができますか？　家庭でのしつけや教育現場の問題ではないですか？

原則＆エビデンス

- ☐ 家庭や教育・福祉領域でも様々な取り組みがなされているが、医療が協力することで、より効果的な関わりが期待できる。
- ☐ 教育現場は、発達障害における医療との連携を強く求めている[1]。

症例

7歳（小学1年生）女児　Bちゃん

■ 主訴

仲間外れにされたので学校に相談したら、病院受診を勧められた。

■ これまでの経過

　3歳まで有意語が出なかったが急速に話せるようになり、小学校には通常学級在籍で入学した。学力は困っていないが、友達とトラブルが多く「仲間外れにされた」と言うので学校に相談したところ、病院受診を勧められた。

> B 　：源平桃は、本当は赤い花が咲く木です。赤いアントシアンがなくなると白い花が咲きます。白い花は突然変異です。
>
> 医師：聞いていないことまで答えてくれてありがとう。お外で待っていてね。
>
> 母親：（Bちゃん退室）ウチはいじめられた被害者なのに、「病院に行け」って言われました。意味がわかりません。
>
> 医師：（Bちゃんは典型的なASDだ。学校は診断と告知が必要と考えて、病院受診を勧めたのだろう）。そうですね。まずは、Bちゃんのことを詳しく教えてください。

1. 発達障害は教育・福祉の現場でも重要な課題

Q1でも述べましたが（→P.2参照）、発達障害は原則として**発達期早期に発症する脳機能障害**なので、家族の育て方や学校の対応が原因ではありません。しかし、不適切な養育が発達に影響したり、学校の不適切な対応で二次障害が発生したりすることもあり得るため、周りの理解と適切な関わりは大切です。

文部科学省は2002年に初めての通常学級における実態調査を行い、2007年からASD・ADHD・LDを対象に含めた特別支援教育を発足させました。福祉領域にも1960年代から発達障害の概念があり、教育・福祉・医療はそれぞれの立場から発達障害（定義は各領域で差異がある：Q1/→P.2参照）に取り組んできました。発達障害の子どもが利用できる社会福祉制度も増えています（Q38/→P.164参照）。

まだ行き届かない点もありますが、教育や福祉の現場でも発達障害は重要な課題と認識されており、この20年で制度も理解や配慮も大きく前進しています。

2. 医療が関わることでより効果的な関わりが期待できる

教育や福祉の理解は進んでいますが、現場では発達障害への対応に苦戦しているのが現実です。日本小児科学会の調査では、**発達障害の子どもについて教育現場が医療との連携を強く求めている**ことが示されました[1]。この調査では、医療が関わることで得られる具体的な成果として、家族の子どもに対する理解促進、家族と学校の関係改善、薬物による問題行動の軽減、学校の方針や対応の確立などが挙げられています。

【症例】のBちゃんは、診察室でも自分の興味のある話題を一方的に話し続けていました。他者の反応を気にかけない、典型的なASDです。学校の先生は、仲間外れをしたクラスメイトへの指導も行うけれど、まずは家族、将来的にはBちゃん自身にASD特性を理解してもらう必要があると考えたのでしょう。妥当な判断ですが、**職責上、学校の先生は発達特性に気づいてもASDの診断や告知はできません**。そこで医療の協力を得るべく病院受診を勧めたと思われます。

前述した調査でも連携の課題に「病院受診の必要性を説明しづらい」ことが挙げられており、Bちゃんの【症例】を学校の説明不足と責めるのは酷かと思います。このように教育・福祉現場がやりたくても医療にしかできない役割があります。**他職種の立場や役割を理解して、医療も積極的に関わることが求められています。**

私はこうしている

1.他職種と役割分担をして、医療にしかできない役割に集中する

発達障害は医療・教育・福祉・法律分野それぞれが独立して研究・対策を進めてきました。そのためか横のつながりが弱く、ペアレントトレーニング（以下ペアトレ）も個別療育も社会調整も学校教員の指導も、発達障害に関わるすべてが医療の役割である、と考えている医療者が多いように感じます。

発達障害が希少疾患で、一部の専門施設だけが診療していた時代はそうだったかもしれません。しかし、今や発達障害は社会に広く認知された Common Disease です。膨大な数の発達障害の子どもに必要な支援を、医療がすべて賄うことはできません。**かかりつけ医には、何でも自分でやろうとせず、他職種と協力することが求められています**。筆者は「一人で頑張らず、周りの力を借りる」ことをモットーに発達障害を診療しています。

他職種と連携して支援の枠組みを作り、その中における医療の役割に集中すると効率的な診療ができます。医療にしかできない役割は以下の3つです。

- 身体疾患など医学的問題の除外（図2-1）
- 診断（診断書の作成、診断告知、正確な医学的知識の提供）
- 薬物治療

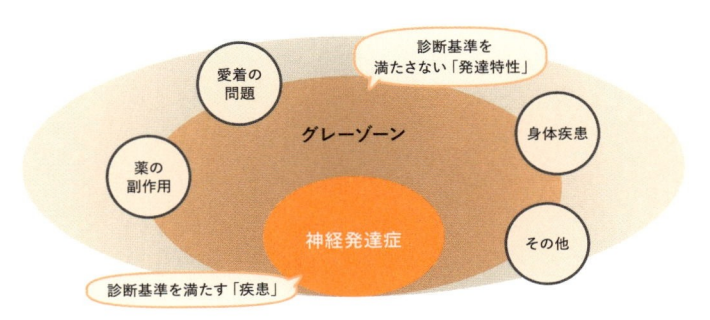

図 2-1 発達相談を受診する子ども

「1回の告知は100回の診察に勝る」と言われる通り、まず周りが、いずれは本人自身が発達障害を認識し、適切な行動変容を行うことが第一歩です。また、薬物は子どもの情緒・行動を安定化し、自己肯定感や予後を改善させるかもしれません。「医療にしかできないこと」が、発達障害の子どもの人生を変えることもあり、そこに医療が関わる理由があると考えています。

まとめ

- ☐ 発達障害の子どもに対する身体疾患の除外、診断と告知、薬物治療は医療にしかできません。これらは発達障害の子どもの人生を変える可能性があるので、医療も積極的に発達障害に関わるべきです。
- ☐ 今や発達障害はCommon Diseaseであり、教育・福祉の現場にも浸透しています。医療がすべての支援を提供するのではなく、他職種と連携することで、医療は医療にしかできない役割に集中できるようになっています。

文献

1) 市河茂樹. 日本小児科学会小児医療委員会報告：小中学校・特別支援学校教職員を対象とした「教育と医療の連携」に関するweb調査. 日児誌 2024；128：767-776.

Q 3

専門医ではない、かかりつけ医が発達障害を診療できますか？かかりつけ医の役割は何ですか？

原則＆エビデンス

☐ 知的発達に遅れはないものの、学習面または行動面で著しい困難を示す児童・生徒は8.8%存在[1]しており、発達障害はCommon Diseaseである。

☐ 合併症のないADHDは、通常、プライマリケア医でも対処可能である[2]。

症例

3歳女児　Cちゃん

■ 主訴
発達障害ではないか。

■ これまでの経過

運動・言語発達の遅れはなかった。保育園でも問題なく過ごしているが、「助詞が抜ける」、「お友達の名前を覚えない」と言われている。思い通りにならないとかんしゃくを起こし、夜も21時に布団に入っても23時まで寝付けない。発達障害ではないかと思って受診した。

母親：とにかく、かんしゃくがひどくて。買い物で欲しいオヤツを買わないと人前でも5分とか10分とか泣き叫ぶので、常に言いなりにならないといけません。言葉も遅いし、寝つきも悪いし、全部、発達障害の症状だと思います。でも、専門病院は遠くて……。

父親：私は障害者施設で働いていて、もっと激しい人たちに接しています。Cは、かんしゃくを起こせば親が言いなりになる、と誤学習しているだけで、発達

11

障害ではないと思っています。まず、いつも診てもらっている先生に相談しようと思って受診しました。

医師：（風邪に紛れて発達の相談が来る時代になったか！）
う〜ん、発達障害の専門病院は受診するまで半年待ちとか1年待ちも珍しくありません。まず、地域でできることを始めてみましょう。

解説

1. 発達障害はCommon Disease

冒頭に示した2022年の文部科学省の調査結果[1] は、通常学級に在籍する児童生徒について担任が回答したものです。したがって、「困難を示す」8.8%全員が医療機関で診断された神経発達症ではありません。しかし、特別支援学級に在籍する約3%、特別支援学校に在籍する約1%も含めると、**10%を超える子どもが学校生活で困難を抱えている**と推定されます。Q2でも述べた通り（→P.7参照）、医療は神経発達症に限らず、困難を抱えた子どもすべてを支援することが求められています。

困難を抱えた子どもたちの半分が医療を受診するとしても5%強になりますから、**発達障害は気管支喘息や食物アレルギーと同じくらいのCommon Disease**になりました。もはや専門医／専門機関だけで対応するのは現実的ではありません。すでに、米国のADHDガイドライン[2] はプライマリケア医を対象に作成されていますが、日本でも**発達障害は非専門医・かかりつけ医の診療対象になる**と予想されます。

2. かかりつけ医の役割

もちろん、かかりつけ医が専門医／専門機関と同じ診療ができるわけではありませんし、その必要もありません。**表3-1** にかかりつけ医の役割を挙げました。かかりつけ医がこれらの役割をしっかり果たすだけで、健全に育っていく子どもはたくさんいます。

表3-1　かかりつけ医の役割
① 身体疾患の除外
② 早期発見／認知
③ 正確な知識を伝える
④ 専門医／専門機関への紹介
⑤ 日常的医療ケアの提供（健診・予防接種・急性疾患）
⑥ 身体症状への対応（睡眠・栄養と体重・消化器症状）
⑦ 家族の支援／ニーズ把握／メンタルケア
⑧ 教育機関や地域資源との連携
⑨ 定期処方／First Line の薬物治療

私はこうしている

1. かかりつけ医の強みを生かす

　発達障害の診療は、子どもの発達特性だけではなく、子どもの人生全体を扱うという側面があります。そう考えると、発達障害は子どもが生活する地域に密着する、**かかりつけ医の強みが生かせる領域**と言えます。

　学校や支援機関との地域連携、頻回受診や緊急時の受診などのきめ細かい対応、身体症状の治療、10年を超える長期フォローアップなどは、かかりつけ医の得意とするところです。本書では、こうしたかかりつけ医の強みを生かした発達障害診療を考えていきたいと思います。

　【症例】のCちゃんは、それなりに発達特性がある、いわゆる育てにくい子どもでした。まず甘麦大棗湯の母児同服を始め、頻回に受診してもらって母親の話を聞いているうちにCちゃん自身が成長し、発達特性は目立たなくなりました。専門医の手を煩わせることなく、今は小学生になって長期休みに顔を見せてもらうだけになっています。

2. 専門医／専門機関と連携する

　もちろん、発達障害の中には専門医／専門機関の診療が必要な子どももいます。かかりつけ医がすべてを診療するのではなく、**適切なトリアージを行って専門医／専門機関と連携するのも、かかりつけ医の重要な役割です。** 図3-1 に乳製品アレルギーと対比する形でかかりつけ医・発達障害に詳しい医師・専門医／専門機関の役割分担のイメージを示しました。専門医／専門機関への紹介基準はQ8・Q44（/→P.33・193参照）で検討しましょう。

図 3-1　かかりつけ医のトリアージ

〈乳製品アレルギー〉　　　　　　　　　　　　〈神経発達症〉

【重症の牛乳アレルギー】
・微量/他食材でアナフィラキシー
・経口免疫療法

専門
医療機関

【複雑な神経発達症】
・入院が必要な神経発達症
・治療困難例

【中等症の牛乳アレルギー】
・負荷試験
・エピペン処方

地域の
その分野に
詳しいDr

【神経発達症】
・薬物が必要な神経発達症
・二次障害の治療

【軽症の牛乳アレルギー】
・定期診察
・アレルギー生活管理表

かかり
つけ医

【発達障害っぽい？】
・育児相談の延長
・合併症のない神経発達症

まとめ

☐ 今後は、かかりつけ医も発達障害を診療することが求められていきます。

☐ 発達障害は、地域連携やきめ細かい対応、身体症状の治療、長期のフォローアップなどかかりつけ医の強みが生かせる領域です。まず、地域でできることを行い、必要に応じて専門機関と連携しましょう。

文献

1) 文部科学省．通常の学級に在籍する特別な教育的支援を必要とする児童生徒に関する調査結果（令和4年）について．令和4年12月13日．

2) Wolraich ML,et al. Clinical Practice Guideline for the Diagnosis, Evaluation, and Treatment of Attention-Deficit/Hyperactivity Disorder in Children and Adolescents. Pediatrics 2019; 144(4): e20192528.

診察に時間がかかってしまう ときの対処法

■ 発達障害の診察は時間がかかる

発達障害診療が敬遠される理由の一つに、「時間がかかる」ことが挙げられます。専門機関では初診に60〜90分、再診も30分くらいかけることが多いのですが、忙しいかかりつけ医の外来では現実的ではありません。

もちろん、発達障害診療は扱う情報が多く、家族も聞いてほしい話がたくさんあるので、初診から検査、アセスメント、診断告知などの初期診療（本書の第2〜4章を参照）にある程度の時間がかかるのは仕方ありません。それでも、診察時間を短くする工夫が必要です。

■ 診察時間を短くする工夫は？

かかりつけ医にできる診察時間短縮の工夫を、以下に挙げました。

- 問診票を活用する（Q9）
- 自分なりの慣れたアセスメント方法を確立する（Q14）
- 小分け頻回受診
- 他職種と連携する（Q35）
- 家族と見立て（アセスメントや見通し・方針）を共有する（Q17）

特に、小分け頻回受診はかかりつけ医の強みです。例えば初診は家族向け問診票と子どもと家族の話を聞くだけにして、2週間後に学校向け問診票を持参してもらえば、初診の診察は30分以内になります。筆者は上記の初期診療を3〜4回に分割していますが、2回目以降は10〜20分以内で終わることがほとんどです。

また定期診察では、子どもや家族の訴えを整理し、1回の診察で扱う問題を1つに限定すると約束する場合もあります。家族に「診察時間は有限」と意識してもらい、その代わりに「いつでも受診して相談できる」安心感を提供するのも、かかりつけ医ならではの工夫でしょう。

一番大切なのは診立てを家族と共有することです。診立てを共有できていないと、診察のたびに議論が白熱して時間がかかります。その一方で、お互いに納得した診立てがあれば定期診察は5分で終わります。

■ 時間をかけるのが「よい診療」ではない

時間をかけるのが「よい診療」とは限りません。子ども・家族にも協力してもらい、常識的な診療時間で発達障害を診ていく工夫をしましょう。

第2章

外来で発達の相談をされたら

（初診）

どんなときに
発達障害を疑うのですか?

原則＆エビデンス

☐ 神経発達検査が必要な子どもの早期症状として ESSENCE[1] がある。

☐ 不定愁訴や身体表現性障害、学習困難、被虐待、精神疾患、いじめや
犯罪行為の背景に発達障害が隠れていることもある。

症例

10歳（小学4年生）男児　Dくん

■ 主訴
腹痛。

■ これまでの経過

　小学4年生の2学期から、登校時間になると腹痛が起こり、トイレに入って30分以上出てこない。欠席の連絡をすると症状は消失し、元気になる。食欲低下や体重減少、下痢はない。

> 医師：お腹のレントゲンでは悪いところはありませんね。
>
> 母親：安心しました。やっぱり精神的なお腹の痛みですね。先日、学校でお友達のシャーペンを盗っちゃって……。怒りすぎたのかもしれません。それなら学校に行かせていいですね。
>
> 医師：ちょっとDくんと話をさせてください。お母さんは席を外してもらえますか？
>
> 　　　（母が退室）……。病気じゃなかったら学校に行けそうですか？
>
> D　：……、行けないと思う。
>
> 医師：うん、そんな感じたね。何か事情があるならお話を伺いますよ。

解説

1. 幼少期は ESSENCE で発達障害を疑う

2010年、Gillbergは、**ESSENCE**（神経発達検査が必要な子どもの早期症状：Early Symptomatic Syndrome Eliciting Neurodevelopmental Clinical Examination）を提唱しました[1]。これらは就学前〜小学校低学年の比較的幼い子どもにおいて**発達障害を疑う症状で（**表4-1**上段）、ASD・ADHD・ID などの典型的な症状で構成されています。しかし、これらは発達障害を「疑う」症状であり、ESSENCEがあるだけで神経発達症と診断しないようにしましょう。**

「視線が合わない」、「自分の頭を叩く」、「クレーン現象」、「さかさバイバイ」などの特徴的な行動も発達障害を疑うきっかけになります。詳細は拙著をご参照ください[2]。

表4-1　発達障害を疑う症状

幼少期（ESSENCE の徴候）	具体例
発達全般に関する問題	全体にゆっくり／凸凹している
粗大・微細運動発達遅滞	運動発達が遅い／とにかく不器用
感覚過敏・鈍麻	感覚が敏感／鈍い
言語発達・コミュニケーションの問題	言葉が遅い／身ぶりの乏しさ
活動性／衝動性	じっとできない
注意・集中の問題	人の話を聞けない
社会的交流／相互性の問題	大人・子ども・遊びに関心がない
常同的、同一性保持、チックなど	同じことばかりしている
気分の変動・感情調節障害	かんしゃくがひどい
睡眠障害	睡眠覚醒リズムの乱れ／夜驚症状
食事の問題	偏食・拒食がある
就学（小学校高学年）以降	**具体例**
不定愁訴	頭痛・腹痛などの身体表現性障害
学校生活の不適応	不登校、学習困難、対人トラブル
精神疾患	うつ、神経症、摂食障害、自殺企図など
社会的に不適切な行動	ゲームやギャンブル依存、いじめ、犯罪行為など
年齢を問わず	**具体例**
被虐待児	発達特性が虐待を招く可能性も

（文献1を参考に筆者が作成）

2. 小学校高学年以降は非典型的例が多くなる

　発達特性がそれほど強くないグレーゾーンや、発達障害の症状をカムフラージュできるくらい能力の高い子どもは、幼少期には気づかれないこともあります。**小学校高学年以降に社会的な要求が高くなると、発達特性を隠せなくなったり、無理をして二次障害を来したりして非典型的な主訴で医療を受診するようになります**（ 表4-1 下段）。こうした主訴を見たら、背景に発達障害がないか、一度疑ってみましょう。

　また、発達の問題があると養育が難しく、不適切な養育（maltreatment）のリスクが高くなります。不適切な養育が発達に悪影響を及ぼすこともわかっており、年齢を問わず被虐待児を診るときは発達障害に注意してください。

　【症例】のDくんは、クラスメイトからシャーペンを盗むように強く言われて逆らえなかったそうです。知能検査をしたところ、軽度のIDがありました。一見、加害者に見えたDくんですが、実は被害者でした。実際、**発達障害の人はいじめや犯罪の加害者になるよりも被害者になることが多いと言われています**。

私はこうしている

1. 子どもの行動を説明できないときは3つの可能性を考える

　発達相談ではさまざまな主訴に出会います。例えば、誰にもわからないタイミングで急に怒り出したり、叱っている母親を見て「ナス、カボチャ」と野菜の名前を唱え始めたりする子どももいました。筆者は、通常の理屈では説明できないときは、以下の3つの可能性を考えるようにしています。

> **1.** 子どもの行動に関する情報が不正確（勘違いや報告者の主観による歪み）
> **2.** 発達障害（ASD・ADHD・ID・sLDなど。特にIDの見逃しが多い）
> **3.** 不適切な養育による愛着の問題

　なぜか怒り出す子どもはASDにありがちな思い込みが原因でした。野菜の名前を唱える子どもは軽度のIDと愛着の問題があり、幼稚園の発表会で「緊張したときは、観客を野菜と思うと良い」という保育士のアドバイスが変化して、不安が募ったときの対応として習慣化した結果でした。

　このように、**発達障害というピースを当てはめると、不思議な症状を説明できるようになることがあります**。暴力や不安など激しい症状が表面に出ている場合、周りの対応や薬物で症状をコントロールしてから再検討すると背後にある発達障害が見えてくるこ

ともあります。

> **まとめ**
>
> ☐ 幼少期はESSENCEなどの比較的典型的な症状から発達障害を疑うことができます。
> ☐ 小学校高学年以降は、経験で修飾されたり二次障害を起こしたりするので、非典型的な症状／発達相談以外の主訴でも発達障害を疑う必要があります。
> ☐ 通常の理屈で説明できない症状を見たら、①情報が不正確、②発達障害、③愛着の問題の3つの可能性を考えましょう。

文 献

1) Gillberg C. The ESSENCE in child psychiatry: Early Symptomatic Syndromes Eliciting Neurodevelopmental Clinical Examinations. Res Dev Disabil 2010; 31(6): 1543-1551.
2) 市河茂樹．外来で診る子どもの発達障害　どこまでどのように診るか？ pp22-28．羊土社．2021．

発達の相談をされたとき、最初にすることは何ですか？

原則＆エビデンス

- ☐ 最初から発達障害と決めつけず、発達障害以外の鑑別疾患も検討する。
- ☐ 家族にねぎらいの言葉をかけ、安心感を持ってもらう。
- ☐ 診断の有無よりも支援の必要性に注目する。

症例

9歳（小学3年生）男児　Eくん

■主訴

ADHDだと思う。

■これまでの経過

　小学校に入学した後から、思い通りにならないと暴れたり、物を投げたりする。ADHDだと思い、前医に相談すると、「自宅以外で問題行動がないから、ADHDではないと思う」と言われたため、当院を受診した。

■診察所見

身長：138cm、体重：72kg

E　　：困っていること？　授業中に眠くなることかなぁ（退室）。
医師：お母さんがADHDだと思う理由は何ですか？
母親：私はADHDの診断基準を全部読みました。全項目に当てはまるのに、「ADHDじゃない」と言われたので、こちらに来ました。家では私の言うことを全然聞かなくて、それで父親が私をなじるんです。
医師：それはお辛いことですね。5歳から同居されている義理のご両親はEくんに

ついてどんなご意見をお持ちでしょうか?

母親：私の育て方が悪い、Eがかわいそう、と甘やかしています。オヤツなど食べ放題なので、同居を始めてからどんどん太っています。

医師：それも大変ですね。ADHDの有無は時間をかけて判断させてもらうとして、Eくんのためになり、お母さんの負担が減る方法を一緒に考えていきましょう。

解説

1.初回診察で発達障害以外の原因を見逃さない

主訴が「多動」や「コミュニケーションが苦手」など発達障害のキーワードそのままでも、その原因が発達障害とは限りません（Q2・Q6／→P.7・25参照）。初回診察で幅広く鑑別疾患を考えて情報を集めましょう。初回診察で発達障害と思い込んでしまうと、2回目以降の診察では発達障害以外の病態に気づきにくくなります（Q43／→P.189参照）。

【症例】のEくんは、前医の言う通り典型的なADHDではありません。高度肥満や日中の眠気からは、診察の初期段階で睡眠時無呼吸症候群など睡眠障害の可能性も考えるべきです。

2.診断よりも支援の必要性に注目する

初回診察で発達障害を診断するのは容易ではありません。診断を急ぐよりも、子どもの行動に疲弊し、今後の不安を感じている家族に「大変ですね」、「これからを一緒に考えましょう」とねぎらいと安心の声掛けをするべきです。最初に信頼関係ができると、その後の診療が円滑になります。

EくんがADHDかどうかを判断するには時間がかかりますが、Eくんの行動によって母親が疲弊し、さらに父親やその両親から母親が責められている状況には支援が必要です。診断にこだわるよりも、Eくんと母親にできる支援を探しましょう。

私はこうしている

1.初回診察で家族もアセスメントする

発達障害診療は、発達障害だけを診療すればよいのではなく、子どもの人生全体を扱う必要があります。そこがやりがいでもありますが、逆に怒りなどマイナスの感情

をぶつけられたり、あるいは「受験で合理的配慮を受けるために発達障害と診断してほしい」など、言葉は悪いですが、医療を利用しようとする人もいたりして、トラブルにつながりやすい側面もあります。

こうしたリスクを減らすには、家族の発達特性や背景、ニーズの把握が役に立ちます。例えばASD傾向がある家族には数字を使って説明したり、偏った認識を直接指摘するのではなく、時間をかけて上書きしたりする方が受け入れてもらえます。また、包括的な検査と専門的療育を希望している人に、かかりつけ医の外来で対応するのも難しいでしょう。無理をせず、ニーズに応じて専門医／専門機関に紹介するのも、かかりつけ医の役割です。

【症例】のEくんの母親は、ADHDの診断に固執しています。通常、「発達障害ではない」と言ってもらいたい人が多いので、何か事情があるかもしれません。そこで、「今回、受診することにしたきっかけは何ですか?」と聞いてみると、Eくんのことで父親とその両親に責められるのが辛く、「発達障害であれば自分のせいではなくなる」、さらに「Eを叱り続ける自分がイヤ」と誰にも言えなかった気持ちを吐露してくれました。母親が厳しく注意するのを止めてもらうと、Eくんの乱暴行為もなくなりました。EくんはADHDではなかったようですが、かかりつけ医として減量指導を続けています。

発達障害の初回診察では、子どもだけではなく家族もアセスメントすることが大切です。

まとめ

☐ 初回診察では、発達障害以外の幅広い鑑別疾患を検討し、診断よりも支援を優先しましょう。

☐ 初回診察では、子どもと同時に家族自身の発達特性・背景・ニーズもアセスメントして、2回目以降の診察に生かしましょう。

Q 6 発達障害と間違えられやすい身体疾患を教えてください

原則＆エビデンス

☐ 発達相談でも、初回の診察では必ず既往歴聴取と身体診察を行う。
☐ かかりつけ医は、発達障害と間違えられやすいCommon Diseaseを見逃さない。

症例

9歳（小学3年生）女児　Fちゃん

■主訴

慣れない場所や場面でパニックを起こす。

■これまでの経過

在胎38週、1,505gのSGA（Small-for-Gestational Age）で出生した。複数の微細奇形と精神運動発達遅滞があり、遺伝科で精査を受けたが基礎疾患の診断はついていない。日常生活全般に介助が必要で、言葉の理解・表出はない。

> 母親：自宅でも些細なことでパニックを起こします。兄が中学校に入学したときは、制服姿を見て大声で泣いて暴れて、1週間は情緒不安定でした。
>
> 医師：それは大変でしたね……。お兄ちゃんも制服は着ないといけないし。Fちゃんのパニックやイライラは、お薬で和らげることができるかもしれません。遺伝科の先生からお薬について聞いたことはないですか？
>
> 母親：遺伝科の先生からは、Fは「診断はついていないけど、薬で治る病気ではない」と言われています。

医師：確かにFちゃんの基礎疾患は薬では治せません。でも、Fちゃんを自閉スペクトラム症、パニックを易刺激性だと考えるとお薬がお役に立てる可能性はあります。Fちゃんもご家族も楽になるかもしれません。

1. 発達障害の基礎疾患と鑑別疾患

【症例】のFちゃんは、診断できない未知の基礎疾患があり、その基礎疾患のためにASDとIDを合併しています。この場合の**基礎疾患とは、多くは先天性の遺伝子疾患や胎内から発達早期に発生した脳障害による疾患のことで、発達障害の原因になることもあります。**例えば21トリソミー（ダウン症候群）や周産期脳障害はIDの、Rett症候群や結節性硬化症はASDの原因となり得ます。こうした基礎疾患の診断は、身体合併症や予後予測、血縁者の遺伝相談において非常に重要です。しかし、発達障害診療では予後予測になり得るものの、まだ基礎疾患に応じた個別治療はできません。現時点では、Fちゃんは「診断できない基礎疾患に起因する、重度ID＋ASD」として対応するしかありません。

本項の主題は、こうした基礎疾患ではなく「**発達障害に似た症状を起こすCommon Disease**」（＝鑑別疾患）です。しかし、前述したように基礎疾患の診断は重要なので、かかりつけ医も見逃さないよう努力しましょう。

2. 発達障害に似た症状を起こす Common Disease （鑑別疾患）

発達障害と間違えられやすい身体疾患を 表6-1 に挙げました。特に睡眠障害はこちらから問診しないと聞き出せないこともあるので必ず確認しましょう。アトピー性皮膚炎もJAK阻害薬や生物学的製剤が登場し、重症患者でもかかりつけ医が寛解導入できるようになりました。また、薬物の影響は医療者として確実に鑑別しなければいけません。

発達障害は除外診断なので、疑わしい身体疾患があるときは、診断や向精神薬を投与する前に身体疾患の治療を優先しましょう。

| 表6-1 | 発達障害と間違えられやすい身体疾患（Common Disease） |

身体疾患	甲状腺機能亢進症（ADHD）／甲状腺機能低下症（ID） アトピー性皮膚炎、食物アレルギー 視覚／聴覚障害 睡眠障害（睡眠時無呼吸症候群・むずむず脚症候群など） 鉄欠乏・貧血 頭部外傷／後遺症、脳腫瘍 てんかん PANDAS[*1]（連鎖球菌関連性小児自己免疫神経精神障害） 舌小帯短縮症・粘膜下口蓋裂などの口腔内異常 脳炎／脳症（抗NMDA受容体抗体脳炎など） 摂食障害 チック
薬物の影響	抗てんかん薬（フェノバルビタールなど） 抗ヒスタミン薬（第1世代の長期投与など） β_2刺激薬（サルブタモールなど） 抗精神病薬の副作用（アカシジア） 物質／薬物中毒（鉛中毒・違法薬物・市販薬）

*1　PANDAS：Pediatric Autoimmune Neuropsychiatric Disorders Associated with Streptococcal infection

私はこうしている

1.発達早期に症状がなかった場合は、身体疾患の可能性を疑う

　発達障害は、基本的に生まれつき、あるいは発達早期から症状が出現します。ですから、発達早期にはなかった症状が、例えば小学校に入ってから出てきた場合は、発達障害以外の原因を疑う必要があります。転居や両親の離婚などの環境の変化、ゲームや携帯電話の影響、精神疾患と同時に身体疾患の可能性を検討しましょう。まれなことですが、「症状の出現」が実は「退行」で、先天性代謝異常症だった経験もあります。

　もちろん、ASDの診断基準にもあるように、社会的要求が能力を超えたために発達障害の症状が顕在化する場合もありますが、**大切なのは、初期段階に身体疾患を含めた幅広い鑑別疾患を考えて診療することです。**

2.未診断の基礎疾患に出会ったら

　かかりつけ医の外来で、未診断の基礎疾患がある子どもが受診に出会うことは滅多にありません。ちゃんと健診を受けている子どもであれば、2歳を過ぎてから基礎疾患

が見つかる可能性は低いでしょう。そのため、全例で基礎疾患を検索する必要はないと思いますが、例えばカフェオレ斑から神経線維腫症I型（Neurofibromatosis type1：NF1）が診断されることもあるので、一度は丁寧に身体診察をしてください。また偽性副甲状腺機能低下症、モヤモヤ病、巨大くも膜のう胞、副腎白質変性症などの病初期に、ADHDと誤診された例もあるそうです[1]。**非典型的な経過や新たな身体症状が出現したときも、身体疾患に注意が必要です。**

　筆者は、視力・聴力障害が疑われる、粗大運動発達の遅れがある、難治性てんかんや複数の奇形を合併している、非典型的な経過（特に新たな身体症状の出現）などの場合には専門機関に身体疾患の精査を依頼しています。

まとめ

- ☐ 発達障害を起こし得る基礎疾患と、発達障害に似た症状を生じ得る身体疾患を意識して、積極的な問診と丁寧な身体診察が大切です。
- ☐ 発達早期に症状が見られなかった場合、発達障害以外の原因を疑う必要があります。かかりつけ医は睡眠障害、アトピー性皮膚炎、薬物の影響などCommon Diseaseを見逃さないようにしましょう。

文献

1) 齋藤万比古ら編．注意欠如・多動症−ADHD−の診断・治療ガイドライン 第5版．pp159-171，じほう．2022．

発達障害が疑われる子どもを診察するときに注意することは何ですか？

原則＆エビデンス

- ☐ 問診・身体診察の前に、まず行動を観察する。
- ☐ 問診時は視線を合わせてからCCQで声をかけ、善悪／良否の判断はしない。
- ☐ 診察時は言葉で予告と説明をしながら、感覚過敏や「本人のタイミング」に配慮する。

症例

5歳（幼稚園年長）男児　Gくん

■主訴

落ち着きがない、こだわりが強い。

■これまでの経過

　運動・言語発達の遅れはなかったが、3歳健診で他の子どもと比べて落ち着きがないことに気づいて市役所に相談した。個別療育では円滑に会話できるが、幼稚園の集団活動には参加できない。自分のルールや順番で生活し、その通りにならないと大声を出したり脱走したりする。

医　師：待合室では静かにしていましたね。
母　親：好きな踏切の動画を見せていたら、他のことは気にならないので……。
医　師：なるほど。Gくん、こっち向いて、先生を見て（肩を叩く）。何歳？
G　　：うん、○線には踏切が134か所あって、そのうち第4種踏切は5つ。
医　師：そうですか。Gくんのお年は？
G　　：5さい。8月3日になったら6さいだよ。カンカン、電車が通ります。

（中略）

医師：もしもししますよ。お腹見せてください。これは聴診器、痛くないでしょ（聴診器を太ももに当てる）。Gくん、無視しないでください。

母親：先生は何て言った？

G ：（自分で洋服を上げてお腹を出しながら）△線には踏切が……。

母親：先生に言われた通りこうして服を上げるから、話は聞こえているはずなのですが……。

1.まず行動を観察する

発達障害の中には、待合室に入ってくると「あぁ、○○くんが来たな」とわかるような多弁・多動、あるいはASDの特徴的な行動（例：同じ場所に座る、他の子どもが泣き出すとイヤーマフをつける）をする子どもがいます。そうした行動を観察すると、どんな特性がどれくらいあるのか見当がつきます。特に注意が逸れやすい、感覚が過敏などの特性は問診・診察に配慮が必要なので、**待合室や診察室に入るときの様子をしっかり観察しましょう**。このときに親子関係や子どもの受診に対する感情を感じ取れることもあります。

2.問診の原則

Gくんは、入室すると探索行動を始めました。医師はもちろん、机の上のペンライト、診察室後ろの通路も気になるようで、室内を歩き回り、物を触ったり匂ったりしています。子どもに安心してもらい、医師が行動を観察するために、ある程度の探索行動は許容するべきですが、**刺激が減るような診察室環境の工夫（例：物を減らす、動く椅子は使わないなど）**も必要です。

母親は大きな声で制止しようとしますが、声かけの基本はCCQ（Close：近づいて、Calm：穏やかに、Quiet：静かに）ですから、Gくんのそばに行き、肩を叩いて視線を合わせ、「椅子に座りましょう」と声をかけます。きちんと注意を向けさせてからでないと、その子どものコミュニケーション能力を評価することはできません。

問診は、**最初は答えやすい質問、例えば名前、年齢、幼稚園のクラス名などをOpen Questionで問いかける**のが原則です。筆者は20秒待っても返事がなかったら、選択肢を挙げてClosed Questionに切り替えます。「それは面白いねぇ」と肯定すると

話が弾んできますが、「それはダメでしょう」と否定的な相槌を打つと、途端に話さなくなる子どももいます。特に社会に悪いことをして受診している子どもには、善悪や良否の判断は示さず、「へ〜、そうなんだ」と中立の立場で接することが大切です。

問診は子どもから情報を得ると同時に、「私はキミを歓迎しています。大事に扱うし、お役に立ちたいと思っています。責めることはしません」というメッセージを送る手段でもあります。

3. 身体診察の原則

感覚過敏がある子どもは、そもそも他人に触られるのが苦手ですし、背中の聴診や舌圧子を使った口腔内の観察など、自分から見えない場所の診察を嫌がります。

しかし、自分から触るのは平気なことが多いので、医師が手のひらを見せて「手を出して」というと自分の手を乗せてくれたりします。「自分のタイミング」が大事なので、10秒程度待ちましょう。一度、自分から触ると医師を安全と認識できるようで、スムーズに診察できるようになることもあります。聴診器や舌圧子も、言葉で説明しながら太ももなど見える場所に当てると、抵抗が減るかもしれません。

発達障害の子どもの一般診察で、大きな異常が見つかることは滅多にありません。それでも、腹部打診で肝腫大があり先天性代謝異常症だったことや、耳元で指をこすったときの反応から片側性難聴が見つかった経験があります。微細奇形、回内回外運動や片足立ちを含めた神経学的所見、視力・聴力障害に注意した診察が必要です。子どもの反応によっては、初回診察では無理なこともありますが、一度は丁寧な身体診察をするべきです。

私はこうしている

1. 子どものペースに乗りすぎない

発達障害の子どもに自由に話をさせると、いつまでも同じ話を繰り返すことがあります。診察室では患者の話を傾聴するのが基本ですが、かかりつけ医の外来では現実的ではありません。筆者の場合、初診でも10分、定期受診なら3分程度が限界です。

Gくんのコミュニケーション能力を知るためには、一方的な踏切の話を聞くよりも質問と対話、特にOpen Questionに対する返答の方が有用です。

【症例】では、Gくんの電車の話を「そうですか」とスルー（無視：Q25／→P.110参照）しながら医師のペースに持ち込もうとしています。子どもを医師のペースに乗せられると、家族の信頼を得られることもあります。

もちろん、時間に余裕があるときはゆっくり子どもの話を聞くと、知らなかった一面を発見できることもあり、傾聴は大切です。残念ながら筆者の外来では時間がとれる機会は多くないので、ありのままの子どもを観察したいときは、学校を訪問するようにしています（Q36／→P.156参照）。

2.問診・診察のルーチンを作る

筆者は、毎回、全員に同じ質問をします。寝る時間や楽しみなこと、欲しい物など他愛もない内容ですが、経時的に見るとその子どもの成長ぶり、あるいは他の子どもと比較することでその子どもの特性を把握できます。

例えば「クラスで可愛い女の子だれ?」と質問したとき、「○○ちゃんだよ」と元気よく答える小学生はかなり幼いですし、1年後に恥かしがるようになったら成長を実感できます。

発達障害の子どもたちにとって、見通しはとても大切です。診察も含めて、**ルーチンを作ると子どもたちが安心して診察に協力してくれるようになります**。予防接種などの追加の診療があるときも、ルーチン＋αで説明した方がわかりやすいようです。

まとめ

- ☐ 問診と診察は「あなたを大切にしている」というメッセージです。注意を自分に向けさせてから、感覚過敏に配慮して行いましょう。
- ☐ 子どものペースに乗りすぎず、診察のルーチンに乗せることで子どもの実像を引き出せるかもしれません。

初診ですぐに専門医に紹介するべきサインは何ですか?

原則&エビデンス

- ☐ まず、かかりつけ医が治療・介入し、改善しないときに専門医に紹介するのが原則だが、初診で紹介するべき子どももいる。
- ☐ 専門的療育が必要な子ども、基礎疾患が疑われる子ども、自院で必要な介入を提供できない子どもは早めに専門機関に紹介する。

症例

1歳8か月男児　Hくん

■主訴

1歳6か月健診で有意語がないため病院を勧められた。

■これまでの経過

　分娩歴・運動発達歴に異常はなく、身体疾患の既往もない。1歳6か月健診で有意語がないことを指摘され、専門病院を紹介されたが遠方のためかかりつけ医に相談に来た。

母　親：△病院を勧められたのですが、遠いから通えないな、と思って。

医　師：言葉が出ないとのことですが、確実に理解している言葉はありますか?

父　親：それはないと思います。そもそも人の話を聞いてないんじゃないかと。

医　師：耳の聞こえは大丈夫そうですか?

母　親：私が気付く前に救急車のサイレンに反応したりしますね。

医　師：指差しは? お母さんの視線を追いかけたりはしますか?　バイバイやパチパチのような模倣、お母さんとのやりとり遊びはどうですか?

母　親：何もしないです。ずっと走り回っています。

医　師：遠くても、まずは専門病院に行くことを強くお勧めします。

1.専門的療育が必要な子ども／基礎疾患が疑われる子ども

　言葉の遅れの評価・鑑別は拙著に詳述していますが[1]、【症例】のHくんは、指差しや視線追従、模倣が見られずASDが疑われます。ASDへの専門的早期療育はエビデンスが出ており[2]、言葉の遅れがあってASDが疑われる子どもには、できるだけ早く導入することが推奨されています[3]。Hくんは言語聴覚士による療育が可能な専門機関に紹介すべき子どもです。

　また、Q6で触れたように（→P.25参照）、発達障害の中には基礎疾患を持つ子どもがいます。視力・聴力障害が疑われる、粗大運動発達の遅れがある、難治性てんかんや複数の奇形を合併している、などの非典型的な経過の子どもは何らかの基礎疾患がある可能性があるので、身体的精査が可能な小児科専門機関に紹介しましょう。

2.自院で必要な介入を提供できない子ども

　発達障害診療において、かかりつけ医が一人で提供できる治療介入は、限られます（Q3／→P.11参照）。それでも子どもの人生を変えられるケースは多くありますが、専門機関の治療介入が望ましい子どももいます。

　専門機関では、多職種（心理士・言語聴覚士・作業療法士・ソーシャルワーカーなど）チームがさまざまな形で時間と人手をかけて入院・デイケア・集団療法・訪問診療などを支援できます。医師の専門性だけではなく、多職種チームで介入できることも専門機関の強みなので、包括的な支援が必要な子どもと家族は専門機関に紹介しましょう。

1.トリアージは、かかりつけ医の役割

　発達障害も、身体疾患も同じように医師一人ひとりの経験や診療環境で専門機関への紹介基準は違います。筆者の場合、小児科外来で感冒や夜尿と同じ枠で発達障害を診療し、他に発達障害に関わるスタッフはいない環境なので、前節の1・2に加えて、以下のような症例の場合は初診時に専門機関への紹介を検討します。

- 家族が専門的な評価・療育・治療を希望する
- 家族の発達特性や精神疾患が重度で、信頼関係を築けない／家族への支援が必要である
- 精神疾患（うつ、不安、依存、自傷、摂食障害）が疑われる
- 家庭内で日常的に暴力がある／犯罪の加害者である
- 不適切な養育が深刻で、子どもの安全が確保できていない

　上記に該当していても、あらかじめ信頼関係ができている、かかりつけの子どもであれば自分で診療することもありますし、不適切な養育の場合は通報や入院依頼を含めて安全確保は行います。専門機関の受診まで数か月かかることもあるので、その間の対応もかかりつけ医の役割でしょう。

　かかりつけ医が専門機関と同じ診療をする必要はありません。むしろ、適切なトリアージはかかりつけ医の重要な役割です。発達障害診療の紹介基準は子どもの重症度だけでなく、社会的背景や家族との信頼関係も考慮して決定せざるを得ないと思います。

▍2.子どもをアセスメントできないとき

　発達障害診療のアセスメントはQ14で紹介します（→P.59参照）。身体疾患に比べるとアセスメントしづらい発達障害ですが、**アセスメントがないと診療ではなく人生相談になってしまうので、アセスメントは不可欠です。**

　アセスメントは「子どもの症状を説明する仮説を立てる」作業です。「この子はASDだから言葉が遅れている」、「この子は母親の条件付き愛情の影響で完璧に固執して苦しんでいる」などがわかりやすい例です。しかし、どうしてもアセスメントできない子どもに出会うことがあります。

　身体疾患、IDを含めた発達障害、愛着の問題、精神疾患、二次障害などのパーツをどう組み合わせても子どもを説明・理解できない場合、その子どもの診療方針が立てられません。専門機関で知識や経験がある医師、あるいは多職種チームに診てもらう方がよいでしょう。

　筆者は、専門機関に紹介した後も併診という形で様子を聞かせてもらっています。専門医の診療に迷惑をかけないよう、傾聴と家族支援が中心ですが、専門機関の診療と経過を知ることができるのでとても勉強になります。かかりつけ医として風邪の診療のついでに聞くこともあります。

まとめ

- ☐ 発語・言語理解がなく、ASDが疑われる子どもはできるだけ早く（遅くとも1歳6か月までに）専門機関を紹介するべきです。
- ☐ 専門機関は、医師の専門性が高いだけでなく多職種チームによる支援が可能です。かかりつけ医は社会的背景、家族との関係も含めてトリアージを行い、専門機関と連携しましょう。
- ☐ 子どもを理解できない、病態をアセスメントできないときは、適切な治療方針を立てられません。専門機関への紹介を検討しましょう。

文献

1) 市河茂樹. 外来で診る子どもの発達障害　どこまでどのように診るか? pp13-21. 羊土社. 2021.
2) Weissman L, et al. Autism spectrum disorder in children and adolescents: Behavioral and educational interventions. UpToDate®. http://www.uptodate.com/contents: ASD in children and adolescents：Behavioral and educational interventions［最終アクセス2024年12月7日］
3) National Research Council, Committee on Educational Interventions for Children with Autism, 2001.

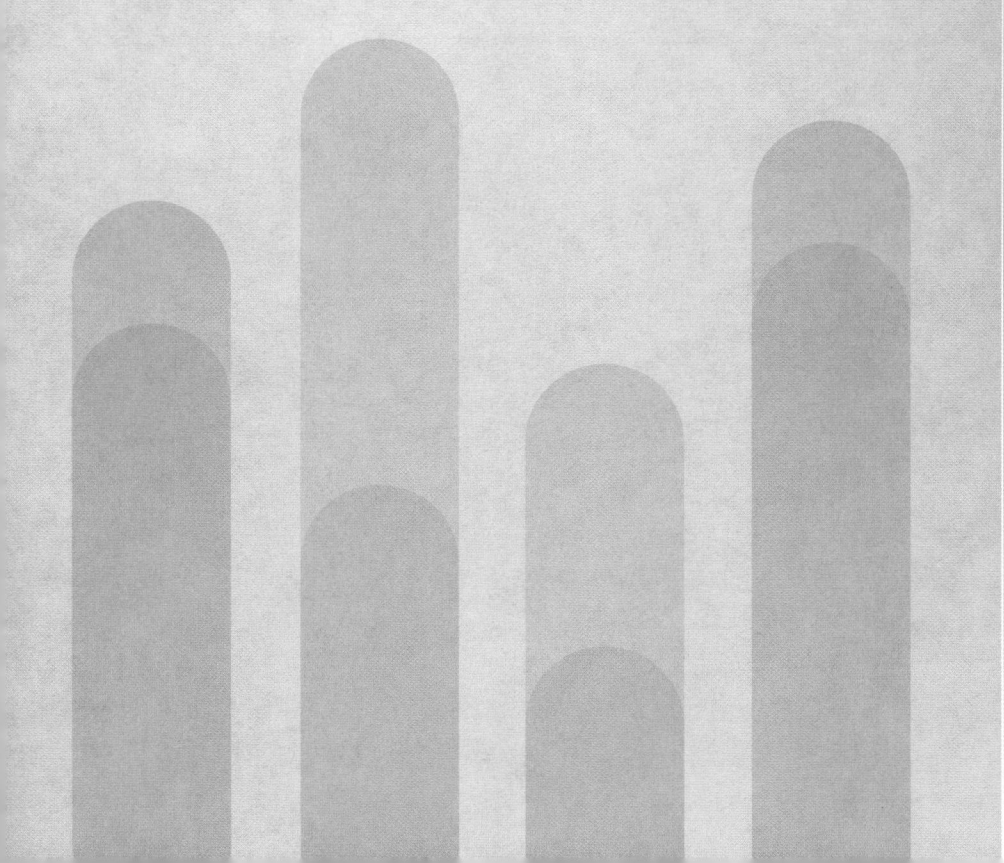

第3章

発達相談の問診と検査

問診のコツを教えてください

原則＆エビデンス

☐ 問診の Universal Approach は、以下の3ステップである。
①主訴を掘り下げる
②背景情報を集める
③第三者の情報を得る

症例

11歳（小学5年生）女児　Ｉちゃん

■主訴
時間・約束を守れない、切り替えができない。

■これまでの経過
　幼少時から行動が遅く、「だらしない」と感じていた。小学5年生になっても宿題を後回しにして遊びに行くことがあり、決められた時間を過ぎてもゲームを止められない。ADHDが心配で受診した。

Ｉ　　：宿題は夕ご飯食べた後にちゃんとやっている。困っていることはない。
母親：やらなければならないことを後回しにする習慣がついてしまったので、将来が心配で仕方ない。ADHDならお薬が効くと聞いています。
父親：ボクも娘に近いタイプなので……、病気とは思っていないのですが。
医師：う〜ん、お母さんが心配な具体例をもう少し詳しく教えてください。

1.主訴を掘り下げる

「落ち着きがない」、「こだわりが強い」など、**発達相談の主訴の多くは定量化できません**。そのため、主訴の症状が個性の範疇か、診療の対象となる病的なレベルかは「**社会的障害の有無**」で判断します。

Ｉちゃんの主訴も定量化できず、父親と母親で認識に違いがあるようです。このようなときは、具体例をたくさん挙げてもらって、医師が社会的障害の有無を判断する必要があります。このとき「**親の過剰な期待（例：年齢的に無理な発達を押し付けている）**」や、「**親子のミスマッチ（例：几帳面な親とのんびりした子）**」に注意しましょう。親の主張を一方的に妄信すると、医療も子どもに無理をさせることになってしまいます。

【症例】では、母親とＩちゃんにミスマッチがあるかもしれません。問診の Universal Approach②・③のステップを使って、その判断材料を集めていきましょう。

2.背景情報を集める

発達障害は「症状の固まり」で診断します。そのため、主訴以外に、発達歴や現在の生活、家族背景や養育環境などの背景情報を網羅的に把握する必要があります。例えば、母親はＩちゃんをADHDだと考えていますが、背景に発達の遅れがあればID、興味の偏りがあればASDも鑑別に挙がります。

この作業を通じて、**家族が気づいていない発達特性や、睡眠の問題など積極的に聞かないと出てこない症状が見つかることもある**ため、漏れのない情報を集めることが大切です。

3.第三者の情報を得る

発達障害診療において、**第三者の客観的情報は身体疾患のバイタルサインに相当する、重要な情報です**。過去の記録（母子手帳・通知表・連絡帳・ライフサポートファイルなど）や祖父母などの親族、幼稚園／保育園や学校などから情報を集めるようにしましょう。特に、たくさんの子どもを知っている保育士や教職員が提供してくれる教育現場からの情報は貴重です。

Ｉちゃんについて、学校現場では学力・行動・情緒とも問題なく学年相当のお子さんと捉えていました。母親の言う通り、マイペースなところはあるのでしょうが、現時点で「社会的障害」はなさそうです。Ｉちゃんに強く介入するよりも、母親に「Ｉちゃんに無理をさせない」ようにお願いしながら成長を見守っていく方針になりました。

1. 問診票を活用する

Universal Approach の3ステップを紹介しましたが、これらを忙しい外来で実行するのは簡単ではありません。特に、「漏れのない情報」を診察室の対話から得るのは相当な時間と医師の力量を要します。

そこで、筆者は「家族向け」・「学校向け」それぞれの問診票を作成し、初診時に記入してもらっています（ 表9-1 ）。短時間に漏れなく情報が得られるだけでなく、離婚歴や子育てにおける意見の違いなど聞きにくい情報も得られます。

表 9-1 発達障害診療の問診票

家族向け問診票		学校向け問診票
大項目	小項目	
心配していること	（自由記載）	支援学級の利用や教科 学習到達度
これまでの対処 ・相談	（自由記載）	学校での様子 （授業中・休み時間・行事）
妊娠・出産から 1〜2歳までの 様子	・妊娠・出産の記録、トラブルの有無 ・運動発達　・言語発達 ・1〜2歳までの特徴（選択形式） etc.	対人関係 （対子ども・対教員）
幼稚園や保育園の 様子（集団生活）	・環境への馴染みやすさ　・対人関係 ・保育士さんの評価・好きな遊び etc.	日常生活機能 （生活習慣など）
学校の様子	・対人関係　・成績　・出席状況 etc.	本人の特徴 （こだわり・行動パターン）
これまでの病気	・身体疾患　・定期内服薬	学校で対応に困っていること
性格や行動面	・元々の性格（選択形式）　・器用さ ・こだわり	学校で実施した対応策とその反応
現在の生活	・日常生活・睡眠・外出時の様子 etc.	ご家族について気がついたこと
ご家庭について	・雰囲気（選択）　・信仰 ・子育てに関する意見の違い ・家族構成と疾患　・親の職業 etc.	本人らしいエピソード
		学校で実施した検査
		医療に求めること・質問

学校の先生方も、ただ「子どもの情報を提供してください」と言われても何を提供したらよいかわからないそうです。問診票で医療が欲しい項目を指定すると、情報の質も向上しますし、学校の先生方の負担軽減にもつながります。筆者が使用している「家族向け」・「学校向け」問診票は、拙著からダウンロードも可能です[1]。自分の診療スタイルに合わせて、自由に改変してご利用ください。

2.学校の先生に負担をかけない工夫をする

筆者は、家族の同意を得て直接、あるいは家族または教育委員会を通じて問診票を書いてもらうよう学校の先生に依頼しています。「本人を一番よく知っている先生」にお願いするので、多くは担任や特別支援教育コーディネーターが書いてくれますが、**こうした依頼は、現場の先生の仕事を増やしてしまいます。**

医療者はその点を自覚して、できるだけ丁寧に依頼し、問診票もシンプルにして、かつ診察の結果を学校現場にフィードバックするように努めなければいけません。負担を上回る利益を提供できると連携が円滑になります。

まとめ

- ☐ 問診では、主訴が「社会的な障害」を引き起こしていることを確認しましょう。「親の過剰な期待」や「親子の性質のミスマッチ」を見逃すと、子どもを苦しめる可能性があります。
- ☐ 背景情報や第三者の情報を得るときは、問診票を活用すると、漏れがなく効率的な診療が可能になります。

文献

1) 市河茂樹. 外来で診る子どもの発達障害　どこまでどのように診るか? 羊土社. 2021.

問診で集めた情報が膨大です。どのように整理したらよいですか？

- ☐ 発達障害診療でも、SOAPの原則に沿って情報を整理する。
- ☐ 子どもの強みと弱みを取り出し、強いところで弱いところ支援する。

症例

5歳（年長さん）男児　Hくん

■ 主訴

集団行動ができない、母親が叱っても響かない。

■ これまでの経過

発語が遅かったが、3歳を過ぎて急に喋り始めた。昨年から幼稚園に通い始めたが、一人で好きなことをするだけで集団行動に参加しない。母親が叱責しても「わかったからオヤツちょうだい」など気にする素振りがない。

H	：エリカ先生は22歳。「病院に行ったらお医者さんに言ってね」ってエリカ先生にお願いされたから、言っとくね。
医師	：エリカ先生との約束を守ったんだね？
H	：約束は守らないとダメってエリカ先生が言っていた。
医師	：それは良いことを聞いた。……、じゃあ、外で待っていてください。
母親	：（Hくん退室）大きな声で叱ってもダメで、お尻を叩こうとしたら「虐待だ」と（涙）。エリカ先生は今年からHの支援員になった前の園長先生で、Hが初めてなついた先生です。私よりずっと上手にHを扱ってくれます。
医師	：エリカ先生には私も長年お世話になっています。22歳はウソですね。

1.発達障害もSOAPで診療する

普段、私たちはどんな主訴もSOAPに沿って診療しています。しかし、発達障害の診療では、情報が定量化できない上に量が多く、さらに複数の情報源の主観が混ざり合うときもあり、身体疾患よりも情報（S：主観的情報・O：客観的情報）の整理が難しい傾向があります。

その結果、A（アセスメント）とP（計画）が曖昧になり、鑑別疾患を挙げることなく「勉強が苦手なら学習障害」と短絡的に診断したり、ただ「家族の話を聞いて次の予約を入れる」というようなぼやけた診療になったりすることがあります。逆に**情報を上手に整理できると、焦点の定まった明瞭な診療が可能になります。**

2.子どもの強みと弱みを見つける

とは言え、一人の子どもの情報をすべて把握するのは大変な作業です。**発達障害支援の基本は「強いところで弱いところを支援する」**なので、その子どもの強みと弱みに着目すると、効率的に情報を整理できるかもしれません。

【症例】のHくんはASDです。強みはIQの高さ、規則正しい生活など基本的生活習慣を獲得していること、母親が専業主婦で子どもに向き合う時間があることでしょう。付け加えるなら、おそらく視覚情報の方が聴覚情報よりも強そうです。

弱みは社会のルールより自分の興味を優先するマイペースさ、母親を悩ませている空気の読めなさ、母親がHくんを扱う術を持たないことです。

最近、Hくんの新しい強みとして前園長のエリカ先生が加わりました。エリカ先生との約束は守るそうなので、「運動会はエリカ先生と一緒に参加する」、「お母さんの言うことは守る」などを、エリカ先生との約束という形で教えていけるかもしれません。母親もエリカ先生にHくんの接し方を相談するとよいでしょう。

私はこうしている

1.情報を分割し、整理して再統合する

Hくんは比較的シンプルな症例ですが、家庭環境が複雑だったり、中学生以降になったりすると、上記の簡略な方法では情報を整理できません。そこで、**情報を①子ども自身、②家庭、③園・学校、④その他、に分割し、項目ごとに強み・弱みとProblemを立てる**ようにすると一目で把握できます（**図10-1**・**表10-1**）。整理して視

覚化すると、「こことここが影響しあっているな」とか、「ここを使って介入できないかな」など新しい方針を思いつくこともあります。

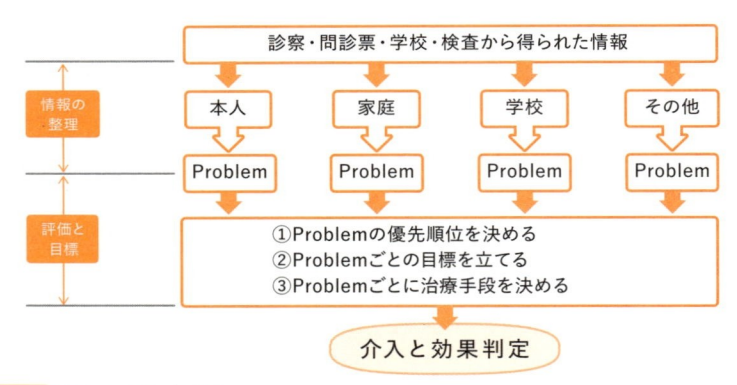

表 10-1 Hくんの情報整理（例）

子ども：Hくん（5歳男児）		
主訴	#1. 集団行動ができない #2. 母の指示が入らない	
背景疾患	器質的疾患：なし	【Problem List】 #1. 集団参加 #2. 母の指示が入らない ※いずれも ASD によるもの
	精神疾患　：なし	
性格	人懐こい・明るい	
知能検査	FIQ：118	
発達障害	マイペース 興味の偏り・強さ	【緊急性】 □自傷・他害 □不登校・引きこもり □自尊心の低下 □その他
成育環境	集団活動の経験不足	
日常生活	日常生活習慣は確立している	

家庭	学校（幼稚園）	その他
家系図 □─○ □	【Problem】 #1. 指示の入れ方が分からない	・対人トラブルはない ・支援員あり	#1. 支援員はHくんを扱える！	特になし

----- は強み／ ----- は弱み

その後、各項目のProblemを再統合して優先順位で並べ直すと治療方針が見えてきます。家族と一緒にこの作業をするとアセスメントを共有できるかもしれません。

Problemが多数ある場合、一度に治療介入すると親子・関係者ともに負担過多になってしまいます。 すぐには解決できそうになかったり、逆に時間が解決してくれたりするProblemは後回しにして、すぐ効果が出そうな治療介入から始めると、家族の自己効力感が上がり、その後の診療が円滑になると感じています。【症例】では、エリカ先生との約束を濫発しつつ、母親にCCQと無視（Q25／→P.110参照）を始めてもらいました。

> **まとめ**
>
> ☐ SOAPに沿った情報整理は、明瞭な発達障害診療の大切なポイントです。
> ☐ 膨大な情報を分割し、Problemと強み／弱みを抽出してから再統合すると情報が整理され、治療介入手段が見えてくるかもしれません。

文献

1) 市河茂樹．外来で診る子どもの発達障害　どこまでどのように診るか？羊土社．p178．2021．

かかりつけ医はどこまで検査したらいいですか?

原則&エビデンス

- ☐ 典型的なケースでは必ずしも検査を行う必要はない。
- ☐ 問診・診察・経過から身体疾患（基礎疾患・鑑別疾患・併存症）が疑われるときに身体的検査を行う。
- ☐ 発達／知能検査や評価尺度は、目的に応じて選択して実施する。

症例

8歳（小学2年生）男児　Jくん

■主訴
多動・多弁

■これまでの経過

幼児期から多動だったが、小学校入学後に「授業中の手悪さ・不規則発言が目立つ」と言われたことを心配した母親に連れられて受診した。

10歳の兄がまれな染色体異常症とID・ASDで特別支援学校に通っている。

> J　　：先生、何でネクタイしているの？　「腹が、減った」って言って。
> 医師：ここは診察室だから、ドラマ「孤独の食事」のマネはしません。
> 母親：J、黙りなさい。お父さんのところに行って……、ADHDですか?
> 医師：ご家族と学校の問診票、初対面の医師にモノマネを要求する人懐こさ、その他ご本人の様子から、典型的なネアカのADHDだと思います。
> 母親：検査なしで診断できるのですか?　兄は血液検査とか脳波とか、MRIなど、たくさんの検査をしましたけど。

医師：お兄ちゃんは子宮内発育遅延、特異的顔貌、けいれんがあったから生まれ
つきの身体疾患を疑ってたくさんの検査が必要でした。でも、発達障害の
診断で一番大切なのは、問診と診察です。

解説

1. 典型的なケースでは必ずしも検査を行う必要はない

発達障害の成書には多くの検査が紹介されています。初めて読んだ人は、例えば脳画像検査は必須のような印象を持つかもしれません。しかし、精読すると「脳画像検査は（中略）除外診断に重要」と記載されており[1]、必ずしも全例実施を推奨しているわけではありません。

かかりつけ医の外来では「**臨床諸検査は、確定診断のために行う検査ではなく、ADHDと診断された子どもにADHDでは説明のつかない症状がみられたときに付加的に行う**」という専門家の意見[2]を胸に刻んで診療することが大切です。

発達障害診療で検査を行う目的を 表11-1 に挙げました。かかりつけ医に関係するのは1）〜4）です。検査は目的を明確にして行うべきですから、Jくんのような典型的なADHDでは必ずしも診断のために臨床検査は必要ありません。

2. かかりつけ医が行うべき身体的検査

かかりつけ医が通常診療の範囲で実施可能な検査、例えば甲状腺機能や副作用チェックのための血液検査は、かかりつけ医の役割です。しかし、普段行わない検査

表11-1　発達障害の診療で検査を行う目的

1）基礎疾患や鑑別疾患・併存症の検索
　　<例> 21トリソミーを疑って行う染色体検査
2）知的能力や発達特性の把握
　　<例>個人内差に基づいた支援方法確立のために実施する WISC-V検査
3）薬物を含めた治療効果判定
　　<例>抗ADHD薬の投与前後で実施する ADHD-Rating Scale
4）薬物の副作用チェックのための検査
　　<例>抗精神病薬を内服中に行う血液検査
5）研究のためのデータ収集
　　<例> ADHD／非ADHD児の課題遂行時の脳血流変化比較するために撮影する fMRI
6）治療者教育
　　<例>大学心理学科で学生実習とし実施する知能検査

を無理に行う必要はありません。

　視力・聴力障害が疑われる、粗大運動発達の遅れがある、難治性てんかんや複数の奇形を合併している、非典型的な経過（特に新たな身体症状の出現）などは、脳波・MRI・遺伝子検査を含めた包括的な検査計画が必要なので検査入院ができる病院小児科に紹介するべきでしょう。

3. かかりつけ医と発達／知能検査・評価尺度

　Jくんのような合併症のない典型的なADHDで、学業成績も良好でIDも疑われない場合、発達／知能検査は必須ではありません。薬物治療を始めるなら、投与前後で評価尺度であるADHD-Rating Scaleを比較すると効果判定に有用でしょう。

　一方、**未就学児ではちょっと話しただけで発達の遅れを判定するのは困難です。また、ASD特性は早期発見が重要です。**年長児のADHDに比べると、未就学児の発達／知能検査、あるいはASDを疑う場合の評価尺度（M-CHATなど）は、診療上必要性が高いと思われます。

　表11-2 に主な発達／知能検査と評価尺度を挙げました。田中ビネー知能検査VやWISC-Ⅴ（Ⅳ）をかかりつけ医の外来で実施するのは難しいかもしれませんが、児童相談所や教育委員会で実施していれば開示請求できることもあります。

表11-2 発達障害診療で用いる主な知能／発達検査と評価尺度

【知能／発達検査】
○遠城寺式・乳幼児分析的発達検査法
　・新版K式発達検査
　・田中ビネー知能検査V
　・WISC-Ⅳ（Ⅴ）：児童版ウェクスラー式知能検査第4（5）版
　・日本版K ABC-Ⅱ

【評価尺度】
○ ADHD-Rating Scale：ADHD中核症状の評価尺度
○日本語版 M-CHAT：ASDの早期スクリーニング
　・PARS-TR：ASD症状の評価尺度
　・STRAW-R：標準読み書きスクリーニング検査

【その他】
　・S-M社会生活能力検査

○は、かかりつけ医の外来でも簡便に実施可能なもの

1. 家族が強く希望したとき

不要な検査は行わないのが原則ですが、家族が検査を強く希望することがあります。基礎疾患を持つ兄がいるJくんの場合、家族が「Jにも身体の病気があるのでは?」と考えるのは無理からぬことです。また、かかりつけ医では実施できない、包括的かつ網羅的な専門的評価を希望されることもあります。医学的には不要と思えても、家族が諸検査を経ないと先に進めない場合、**必要なステップと割り切って最小限の身体検査を実施したり、専門的評価を実施できる専門機関を紹介したり**することもあります。

2. 子どもが身体症状を訴えるとき

発達障害の子どもが、頭痛や腹痛、難聴や歪視など他覚的に評価できない症状を訴えたとき、**筆者は本来よりも閾値を下げて検査を実施しています。**

その理由は、発達障害の子どもは言語表現が苦手なので、訴えが曖昧で正確な診断が難しいからです。例えば「頭にモヤがかかる」という表現で精査したら片側性難聴が見つかったケースもありました。また、身体表現性障害でも、発達障害の子どもでは検査をして子ども自身が「体の病気はない」と確信できないと症状が改善しないことが多いです。

まとめ

- ☐ 臨床検査は、子どもに手持ちの情報では説明できない症状があるときに行いましょう。かかりつけ医が全例に包括的な検査をする必要はありません。
- ☐ IDの除外やASDの早期発見には検査が有用です。疑ったら早めに実施しましょう。
- ☐ 子どもと家族が先に進むために、身体的検査が役に立つこともあります。

文献

1) 齋藤万比古ら編. 注意欠如・多動症-ADHD-の診断・治療ガイドライン第5版. pp88-93. じほう. 2022.
2) 榊原洋一ら編著. 発達障害の診断と治療. p76. 診断と治療社. 2023.

第3章 発達相談の問診と検査

併存／合併症の検査・診断は
どこまでしたらいいですか?

☐ 発達障害を診療するときは、常に併存／合併症を念頭に置く必要がある。

☐ かかりつけ医は、全例に精神的併存／合併症のスクリーニングをする必
要はない。

症例

14歳（中学3年生）男児　Kくん

■主訴
最近、不安になってイライラが止まらない。

■これまでの経過
　5歳の時に軽度IDを伴うASDと診断され、定期通院している。小・中学校では特別支援学級に在籍し、比較的安定して過ごしていた。中学3年生になってから、「将来のことが不安でイライラする」と定期通院の予約を繰り上げて来院した。

母親：卒業後の話題になると、急に大きな声を出したり、モノを投げたりします。
　　　怒り方が尋常じゃなくて、ネットで調べたら二次障害の間欠爆発症っていう
　　　病気が出てきて、そうじゃないかと思いました。

K　　：違う、うるさい。

医師：まぁ、突然病気扱いされたら腹も立ちますよ。Kくんもここで怒るのは止めて
　　　ください。ちゃんと学校には行って……、学校でトラブルはなくて……、朝ご
　　　はんも食べてゲームの課金もしていない、と。早寝早起きはしていますか?

K　　：夜、22時には布団に入るけど、1時とか2時まで眠れない。

母親：ケータイばかり見ているからでしょ。

1. 併存／合併症を念頭に置いて発達障害を診療する

「併存症（comorbidity）」は発達障害と同じように子どもの人生の初期から生じている病態であり、「合併症（complication）」は発達障害を原因とする辛い経験によって生じる、いわゆる二次障害です。生まれつきの学習障害は併存症、思春期発症の抑うつは合併症と言えますが、厳密に区別できないこともあるので本項では併存／合併症として一緒に扱います。

発達障害は併存／合併症が多いことが知られています。 例えば6～17歳のADHD児では、学習障害46.1％（非ADHDでは5.3％）、素行症27.4％（同1.8％）、不安症17.8％（同2.1％）、抑うつ13.9％（同1.4％）を合併しており[1]、ASDでは不安症1.47～67％、抑うつ2.5～47.1％、強迫症9～22％を合併する[2]と報告されています。

もちろん、発達障害同士の併存も多く見られるため、**発達障害を診療するときは、常に** 表12-1 **のような併存／合併症の可能性を考える必要があります。**

表12-1 発達障害を診療するときに注意すべき合併症・併存症

身体的併存／合併症	精神的併存／合併症
睡眠障害	発達障害
てんかん	（ASD・ADHD・ID・sLD・チック）
栄養の問題	精神疾患
（肥満・やせ・偏食・摂食障害）	（反抗挑発症・素行症・抑うつ・双極症・
消化器症状	強迫症・不安症など）
（げっぷ・腹満・下痢・便秘など）	行動上の問題
排泄障害	（暴力・触法行為・自殺企図など）
（夜尿、日中遺尿・遺糞）	愛着の問題・PTSD
発達性協調運動症・感覚過敏／鈍麻	ゲーム・ネット依存

2. 全例に精神的合併／併存症のスクリーニング検査をする必要はない

上記のような頻度を見ると、発達障害診療では全例に併存／合併症のスクリーニング検査が必要だと感じるかもしれません。しかし、かかりつけ医の外来では「治療・支援対象となるProblem」を対象に診療すればよいので、**全例にスクリーニング検査を実施する意義は高くありません。** Q14に詳述しますが（→P.59参照）、子どものProblemを発達障害で説明できないときは併存／合併症を疑ってスクリーニング検査を検討しましょう。

1. こちらから聞かないと出てこない併存／合併症に注意

表12-1 に挙げた併存／合併症の多くは、子ども自身や家族が症状を訴えてくれます（例：「手洗いが止まらない」、「ゲームを止められない」など）。

しかし、**睡眠障害、学力不振、発達性協調運動症、感覚過敏／鈍麻、排泄障害**などは、本人にとって当たり前過ぎたり、発達障害とは関係ないと思われていたりして、医師から聞かないと出てこないことがあります。特に睡眠障害は家族も気づきにくいので、筆者は、受診のたびに「早寝早起きしている？ 寝つきは大丈夫？」と確認したり、問診票を活用したりしています。

【症例】のKくんは睡眠に問題があるようです。中学卒業後の具体的なイメージがないまま、学校や家族から選択を迫られて不安が募り、夜も眠れなくなったのでしょう。睡眠障害がさらに不安をあおり、イライラや暴力につながっているのかもしれません。この場合、Kくんが間欠爆発症かどうかにこだわるのは意味がなく、進路相談と睡眠対策の方が重要です。実際、学校見学とメラトニンでKくんの症状は1か月後には落ち着きました。

抑うつも医師が疑って聞いてみないと見逃してしまいます。 発達障害だけで症状を説明できないとき、あるいは成長や環境で説明できない子どもの変化を感じたときは、抑うつ（±双極症）を疑うようにしています。DSM-5の抑うつ／躁病エピソードがスクリーニング代わりに便利です[3]。

2. 普段の診療で合併症を予防する

併存症は初診時に存在していますが、**合併症（いわゆる二次障害）は予防可能です。**筆者は、合併症の抑止になることを期待して「早寝早起きしている？ 朝ごはん食べた？ ゲームに課金してない？」と小さい頃から受診のたびに声をかけ、睡眠や食事の大切さ、ゲームはルールの中でやるなど、基本的な生活習慣や価値観を確認しています。

文献

1) Larson K, et al. Patterns of comorbidity, functioning, and service use for US children with ADHD,2007. Pediatrics 2011; 127: 462-470.
2) Hossain MM, et al. Prevalence of comorbid psychiatric disorders among people with autism spectrum disorder: An umbrella review of systematic reviews and meta-analyses. Psychiatry Res 2020; 287: 112922.
3) 横山浩之．発達障害の臨床　レッテル貼りで終わらせない良き成長のための診療・子育てから始める支援．p77．診断と治療社．2020．

知能発達検査結果をどのように活用したらよいですか?

原則＆エビデンス

☐ 知能発達検査には、次の2つの活用法がある。
　①個人間差による発達段階の把握とIDの判断
　②個人内差に基づく支援方法の提案
☐ 知能発達検査を発達障害の診断に活用してはいけない。

症例

9歳（小学4年生）男児　Lくん

■主訴
学力不振

■これまでの経過
　小学校入学まで問題を指摘されたことはなかった。「学習が身につかない」ため、小学3年生から国語と算数は特別支援学級で学習している。思うように学力が伸びないので、学校で実施した知能検査（**表13-1**）を持参して受診した。

L　　：宿題しているよ。でも勉強はあまり好きじゃない。

母親：2年生の終わりに知能検査を受けて、教育委員会の人から「言葉の能力に比べて、物の見え方とワーキングメモリが弱い。だから升目ノートを使ってゆっくり書字させること、一つの作業に集中できる環境を作り、メモやアラームを使うとよい」とアドバイスされました。2年生までは宿題を嫌がって暴れていましたが、アドバイス通りに工夫するようになってからは学習に取り組む姿勢は見えるようになりました。

医師：それは良かったですね。

母 親：でも、学力テストは平均点にも届きません。今日は、Lに適した勉強方法を教えてもらおうと思って受診しました。

表13-1 LくんのWISC-Ⅴ検査結果

主要指標	合成得点	パーセンタイル	90%信頼区間	記述区分
全検査 IQ (Full Scale IQ: FSIQ)	75	5	71〜81	非常に低い - 平均の下
言語理解指標 (Verbal Comprehension Index: VCI)	88	21	82〜97	平均の下 - 平均
視空間指標 (Visual Spatial Index: VSI)	71	3	67〜81	極めて低い - 平均の下
流動性推理指標 (Fluid Reasoning Index: FRI)	78	7	73〜86	非常に低い - 平均の下
ワーキングメモリ指標 (Working Memory Index: WMI)	71	3	67〜80	極めて低い - 非常に低い
処理速度指標 (Processing Speed Index: PSI)	83	13	77〜94	非常に低い - 平均

解説

1. WISCで個人内差に注目して、支援方法を提案する

さまざまな知能発達検査がありますが、ここでは代表的な知能検査である、WISC（Wechsler Intelligence Scale for Children）を例に個人内差について考えます。

ウェクスラー式知能検査の小児用尺度であるWISCは2022年に第5版（日本版WISC™-Ⅴ）が出版され、臨床現場で使われています。

WISC-Ⅴは10の下位検査（±6の二次下位検査）を通じて全検査IQと5つの主要指標（表13-2）、5つの補助指標を算出します。**主要指標を比較するとその子どもの強みと弱み（個人内差）が見えてくるので、「強いところを使って弱いところを補う」という支援の原則に従って支援方法を考えます。** L君の場合、升目ノートは視空間指標（VSI）、集中できる環境やメモ・アラームの活用はワーキングメモリ指標（WMI）の低さを補う工夫です。作業手順を明確にすると、処理速度（PSI）の強さを活かせるかもしれません。

WISC-Vの解釈で大切なのは数値だけではありません。**結果には必ず検査時の様子**、例えば子どもの意欲や集中の具合、回答の仕方（例：ヒントをじっくり聞けるか、衝動的に回答するか）、特定の指標が低くなった理由など、**検査者の解釈が記載されています**。これらも子どもを理解するために非常に重要な情報です。

表13-2 WISC-Vの主要指標と下位検査

主要指標	説明	下位検査
全検査IQ（FSIQ）	全体的な知的水準	類似・単語・積木模様・行列推理・バランス・数唱・符号
言語理解指標（VCI）	言語理解と話す力 語彙・知識	類似・単語
視空間指標（VSI）	形態や配置を 認知する能力	積木模様・パズル
流動性推理指標（FRI）	新規問題を 解決する能力	行列推理・バランス
ワーキングメモリ指標（WMI）	短期記憶と 記憶の操作	数唱・絵のスパン
処理速度指標（PSI）	単純反復作業 筆記能力	符号・記号探し

※WISC-ⅣのWMIが聴覚ワーキングメモリだけで構成されているのに対し、WISC-VではWMIに視覚・聴覚ワーキングメモリが含まれており、単純比較はできない。WISC-Vの補助指標である聴覚ワーキングメモリがWISC-ⅣのWMIに相当する。

　なお、WISC-Vも含めて**知能発達検査を発達障害の診断に活用してはいけません**。「発達障害では主要指標間の有意差、いわゆる凸凹が大きい」、「ADHDではワーキングメモリが低い」などの傾向があるかもしれませんが、発達障害の診断は、知能発達検査ではなく、各疾患の診断基準に基づいて行うのが原則です。

2.個人間差で子どもの目標を設定する

　知能発達検査では、集団の中におけるその子どもの位置（個人間差）を知ることもできます。WISC-Vは正規分布に基づいて平均が100、標準偏差15になるよう調整されており（図13-1）、さらに集団におけるパーセンタイルも算出されます。

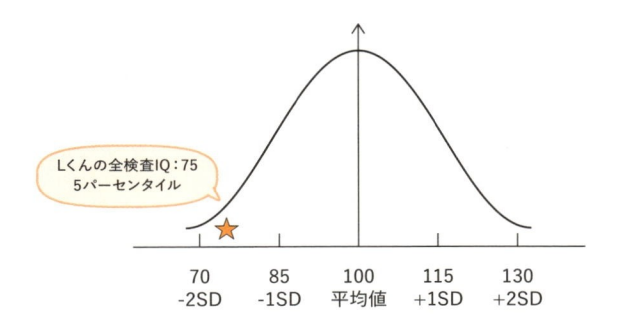

L くんの全検査IQ：75
5パーセンタイル

| 70
-2SD | 85
-1SD | 100
平均値 | 115
+1SD | 130
+2SD |

図13-1 WISC- VにおけるLくんのパーセンタイル

　学力と全検査IQは異なる指標ですが、ある程度の相関があります（著しい解離があるときはsLDを疑います）。Lくんの全検査IQは5パーセンタイルであり、単純化すると100人で受けたテストの予想される順位は96位です。Lくんのテスト結果が「平均点にもう少し届かない」のであれば、「Lくんは非常に頑張っていて、（能力に比して）とてもよい結果を出している」と評価されるべきです。

　Lくんの母親には、「この検査結果が正確なら、Lくんはいわゆる境界域知能のお子さんです。言葉理解（VCI）と処理速度（PSI）が高いので、一見、日常生活に支障はありませんが、抽象的な概念や新規の問題を自力で解決するのは難しいかもしれません。**今の学力は能力以上で、Lくんは順調に育っているお子さんです。**これ以上頑張らせるより、社会に出て困らない学力を目指すべきでしょう」とお伝えしました。

　個人間差を「順位付けをしているみたいで知能発達検査の趣旨に反する」と不快に思う人もいますが、**個人間差は知的障害の診断と個人の目標設定には有用な指標です。**ただし、検査の種類によって測定する能力が異なるので、違う検査のIQを他人と比較しても意味はありません。

私はこうしている

1.知能発達検査は子どもを理解するための参考情報の一つ

　問診や診察で自分なりに子どもをアセスメントし、それを知能発達検査で確認するのが、一番望ましい検査の活用法です。逆に目の前の子どもと検査結果が著しく解離しているときには、知能発達検査を盲信するのではなく判断を保留して数年後に再検査する方がよいでしょう。

知能発達検査は緻密な理論と膨大な研究に裏打ちされた、発達障害診療のとても重要なツールですが、万能ではありません。子どもの意欲や体調で正確な結果が出せなかったり、同じ結果でも検査者によって解釈が異なったりする場合もあるので、筆者は参考情報の一つとして扱うようにしています。

2. 検査者と医師の役割分担

WISC-Ⅴは、適切な訓練を受けた者が実施することが求められており、かかりつけ医が独学で実施してよいものではありません。また、著作権保護や問題秘匿のため検査用具や結果の生データは患者家族・学校に見せてはいけないことになっています。

さらに、日本版WISCは12年おきにWISC-ⅢからⅣを経てⅤが出版されました。理論の発展と教育支援ニーズの高まりから版を重ねるごとに緻密になり、改善されています。それ自体はよいことですが、**専門性が高くなり、かかりつけ医が臨床に応用するハードルも上がってきていると感じます**。かかりつけ医は、知能発達検査の概要や検査者の報告書が理解できる程度の知識があれば十分かもしれません。【症例】のLくんの母親のように「検査結果からよりよい学習方法を教えてほしい」という要望は検査者、あるいは専門医の領域と筆者は考えています。

一方、検査者の多くは心理士・言語聴覚士・学校の先生などで子どもの支援が職務ですから、個人内差に基づいた支援方法に重点を置いた説明になりがちです。しかし、【症例】で示したように個人間差に基づく目標設定も重要です。個人間差を扱うとIDの診断を避けて通れないので、検査者には負担になります。**個人間差の説明は医師が行う方がスムーズかもしれません**。

詳しく知りたい方は、「日本版WISC-Ⅳによる発達障害のアセスメント 代表的な指標パターンの解釈と事例紹介」、「WISC-Ⅳ知能検査 テクニカルレポート」、「WISC-Ⅴ知能検査 テクニカルレポート」（ともに日本文化科学社）をご参照ください。

まとめ

- ☐ 知能発達検査は発達障害診療の重要なツールですが、子どもの様子と解離があるときは参考情報の一つとして扱い、盲信しないようにしましょう。
- ☐ 個人内差に基づく支援方法の提案は、かかりつけ医には難しい課題です。しかし、IDの診断を含めた個人間差の説明は、医師に求められることがあります。

発達障害診療の
アセスメントについて教えてください

原則&エビデンス

☐ アセスメントは、症状やProblemを説明する仮説を立てる作業である。

☐ アセスメントでは、発達障害以外の要素も含めて子どもの全体像を捉える必要がある。

症例

14歳（中学3年生）男児　Mくん

■主訴

母への暴言・暴力

■これまでの経過

運動・言語発達の遅れはなかった。マイペースで幼稚園に慣れるのに時間がかかった。小学校入学後、学力は問題なかったが、対人トラブルが絶えず、ケンカして授業中に自宅に帰ってくることもあった。中学2年生頃から寝坊や頭痛で遅刻が増えた。最近、登校を促した母親をカッとなって突き飛ばすなど暴力を振るうようになったため、初めて医療機関を受診した。

M　　：オレ、変なんですよ。何やってもうまく行かない星の下に生まれました。どうせダメだから、何もやらない方が世の中のためです。（退室）

母親：好きなはずのアニメも見なくなって、ベッドの上でボーっとしています。離婚したMの父親がADHDと診断されていましたが、関係ありますか？　父親はお酒を飲んで暴れたり、浮気したり、最後は詐欺事件に関わって……。今のMとは違って多動な人でしたけど。

医師：私は、Mくんにも発達障害があると思います。性格や環境の違いから、お父さんとは症状や行動が違うようですが、根っこの部分は意外と似ているのかもしれません。

1.子どもの「症状を理解」する

MくんをSOAPに沿って診療しましょう。主訴は「母への暴力」でした。「カッとなって暴力を振るう」子どもは、それだけで発達障害、特にADHDを疑われることがありますが、「ADHD＝暴力」ではありませんし、鑑別疾患は他にもあります。

ASDは勘違いや感覚過敏が原因で、IDは周囲にからかわれたことが原因で、不適切な養育環境の子どもは暴力以外の問題解決方法を知らないことが原因で、乱暴な行動を取ることがあります。小児では不安・抑うつも易怒性の原因になり得ます。もちろん、病的でないケースもあるでしょう。

Mくんの場合、無気力、喜びや興味の消失、自尊心の低下など抑うつを疑う症状があり、抑うつが原因で乱暴な行動を引き起こしているかもしれません。

仮に「多動」や「衝動的」などキーワードそのものが主訴であっても、「**なぜ、多動なのか**」、「**どうして衝動的なのか**」と「**症状の意味**」を考えて診療することが大切です。主訴が「暴力」だからといって、安易に抗ADHD薬や抗精神病薬を処方するべきではありません。

2.発達障害以外の要素も含めて子どもの全体像を捉える

発達障害のアセスメントは、「**Problemや症状を説明する仮説を立てる作業**」です。幼児期は「ADHDだから教室を出て行っちゃう」、「ASDだから言葉が遅い」などシンプルな仮説で説明できますが、小学校高学年以降になると、発達障害だけでは説明できないことも増えてきます。このようなときは、Q12（→P.50参照）でも述べたように発達障害以外の要素（気質・愛着・経験・二次障害など：図14-1）を含めて、子どもの全体像を捉えたアセスメントが必要です。

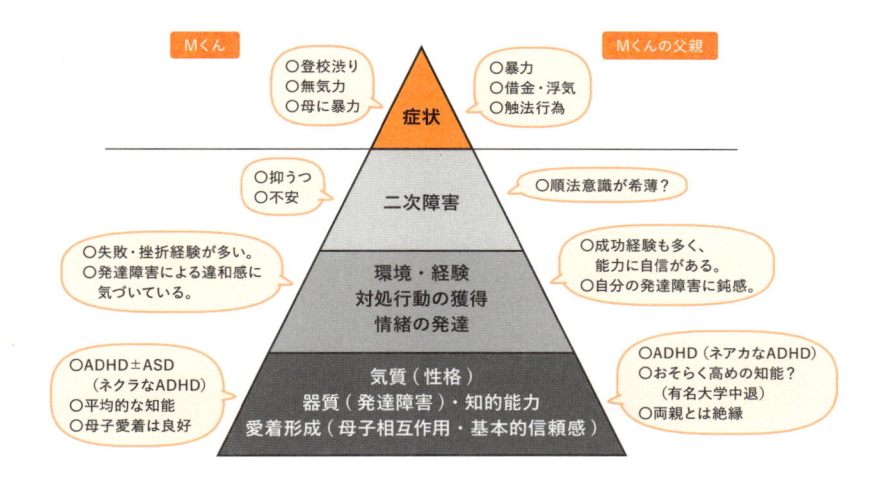

図14-1 氷山モデルによるMくんのアセスメント

　Mくんの場合、ベースに気づかれなかった発達障害（ADHD±ASD）があり、失敗や挫折経験を経て「オレは周りのみんなと何か違う」という違和感を覚えているようです。その正体が分からないまま、「うまく行かない星の下に生まれた」と抑うつ気味になっている、という仮説＝アセスメントが成り立つかもしれません。

私はこうしている

1. 氷山をイメージしたアセスメントモデルで家族に説明する

　筆者は、図14-1 のような氷山モデルで子どもをアセスメントしています[1]。このモデルの良いところは、①そのまま子どもや家族への説明に使える、②視覚化されて伝わりやすい、③「発達障害は子どもの一部分に過ぎない」と感じてもらえる点です。

　【症例】では、図のようにMくんとその父親を比較して母親に説明しました。追加情報を聞いて少し修正を加え、同じADHDでもASD合併の有無や成功体験で症状が違うことを理解してもらい、アセスメントを共有できました。子どものアセスメントを家族や支援者と共有するのは、発達障害診療の第一歩です。ここで齟齬があると、ちぐはぐな介入になり、子どものためになりません。まして、アセスメントのない診療は医療ではありません。

2.氷山モデルで介入点を見つける

　母親は「Mと父親の一番の違いは、Mが自分と周りとの違和感に気づいているところ」と話してくれました。その違和感が原因で不安や抑うつに苛まれていると仮定すると、Mくんに発達障害を告知して不安の正体を伝え、望ましい向き合い方を示すことは有効でしょう。不安や抑うつを無視して、最初から抗ADHD薬を処方しても期待されるほどの効果はないかもしれません。

　このように氷山モデルでアセスメントを視覚化すると、介入点が見つかることもよくあります。

まとめ

- ☐ 発達障害の診断だけでは、子どもを理解したことにはなりません。その子どもの全体像を捉えられるようなアセスメントを意識しましょう。
- ☐ 氷山モデルは、アセスメントを視覚化するので家族への説明にも使えます。

文 献

1)　市河茂樹．外来で診る子どもの発達障害　どこまでどのように診るか？ pp180-181．羊土社．2021．

診療が行き詰まったら「親を知ろう」

■ 親はどんな育てられ方をしたのか?

Q5(→P22参照)で「初回診察で家族の発達特性や背景、ニーズを把握」すると診療に役立つことをお話ししました。今回はこのテーマをもう少し掘り下げたいと思います。

■ 逆境的小児期体験 ～ ACE ～

逆境的小児期体験(Adverse Childhood Experience:以下ACE)とは、小児期の精神的／心理的ストレス要因(例:心理的／身体的虐待、ネグレクト、性的虐待、親との離別、家族のDV・薬物使用・精神疾患・服役など)のことで、時間が経過したとしても癒されることがない身体的／精神的影響を子どもに及ぼします。私たちは発達障害診療を通じて、子どもがACEを経験せずに大人になることを目指しています。しかし、親自身が被虐待者だったり、機能不全家庭で育っていたりすると、価値観の偏りや子どもへの適切な対応がわからないために、子どもを守るべき親がACEとなる不適切な行動をすることがあります。まさに「虐待の連鎖」です。

■ 厳格な家庭で育てられた親にも注意する

また、厳格な家庭で育てられた親、あるいは社会的に成功している親も発達障害の子どもと相性が悪いことがあります。発達障害診療では、「苦手な部分を社会に出ても困らない程度に」伸ばすのが目標ですが、こうした親は自分自身が幼少期に求められた「常に最高の結果」を要求したり、時には「自分の基準を満たさないわが子」を発達障害と決めつけたりします。この場合、親が変わると子どもも劇的に成長するのですが、親が変われないと診療が行き詰まってしまいます。

■ 親に共感できると診療が進むことも

このように、発達障害診療では親の価値観や行動が大きな壁になることがあります。そうしたとき、親自身の養育過程を一緒に振り返ってみましょう。児童相談所でよく使われる手法ですが、親の気づきや行動変容を促せる場合があります。子どもを変えるよりも親を変えるのはずっと困難な作業ですが、「親はどんな育てられ方をしたのか」を掘り下げて治療者が親に共感できると新しい介入点が見つかるかもしれません。

第4章

診断と
説明・告知

診断は何のためにするのですか？個性的な子どもを病気にしてしまうのではないか、と不安があります

原則＆エビデンス

☐ 診断には3つの大切な役割がある。

① 学術研究に役立つ。

② 福祉サービスなど社会資源の支援を受けられるようになる。

③ 子ども自身（最初は支援者）が自分を理解するための手がかりになる。

症例

6歳（小学1年生）男児　Nくん

■主訴

授業中の離席・不規則発言

■これまでの経過

　幼稚園では「元気がよすぎて、じっとできない」と言われていた。小学校では特別支援学級（自閉/情緒）を勧められたが「特別な目で見られたくない」と通常学級に入学した。授業中の離席・不規則発言が目立ち、クラスメイトの父兄から学校に苦情が来たため、学校から医療受診を勧められた。

N　　：アルパチーノのアカデミー賞ノミネートは、'73年ゴッドファーザー、'74年セルピコ、'75年ゴッドファーザーパート2、では'76年は？

医師：'76年は『狼たちの午後』で、共演はジョン・カザールです。Nくんは体重を測って待合室へどうぞ。（退室）個性的なお坊ちゃんですね。

母親：興味のあることに熱中するタチで、今は映画です。学校では自閉症ではな

いか、と言われました。でも、我が家ではNはNであって、発達障害とか、そういうレッテルで病気扱いしないでほしいと思っています。そもそも、診断がNにとって何かの役に立ちますか？

医師：う〜ん、Nくんはものすごく頭のいいお子さんですが、先ほどの一方向性トークには、個性強めな子どもに慣れている私でも閉口しました。大人になるまでに、Nくんは「自分は人よりも興味のあることに熱中するタチである。他の人は自分と同レベルの興味を持っているとは限らない。だから、相手の反応を見ながら話をする」ことを学習するべきです。そのとき、診断は自分自身を知るための手がかりになります。

解説

1.学術研究は診断された均一集団を対象に実施しなければならない

　例えばインフルエンザの新薬の有効性を調べるには、インフルエンザに罹患した人（均一集団）を対象にして、投与群と非投与群を比較しないと正確な結果は得られません。このように、学術研究は「均一集団（同一疾患）」を対象にする必要があります。**バイオマーカーがない発達障害の研究では、診断基準を厳密に適応することで「診断された子ども（＝均一集団）」を抽出しています。**病態解明や疫学調査、治療成績など、発達障害の学術研究においては診断と診断基準が大きな意味を持っています。

2.福祉サービスなど社会資源の支援を利用するため

　発達障害の子どもの多くは何らかの社会的支援を利用しています。例えば幼児期の児童発達支援、学童期の放課後等デイサービス、成人後の障害者年金などです。地域差はありますが、**医師の診断によって利用できるようになる社会支援もあります**（Q38/→P.164参照）。

3.自分自身を理解するための手がかり

　NくんはASD特性が非常に強い子どもです。授業妨害を繰り返すと毎日のように先生に叱責され、クラスメイトからも白い目で見られることでしょう。そうした日々が続くと、知的には高いNくんも、自己肯定感の低下など二次障害を起こす可能性があります。

　Nくんが小さいうちは、Nくんを理解して適切な配慮をしてくれる支援者が必要です。そのとき、**ASDの診断は支援者がNくんを理解する重要な手がかりになります。**

思春期以降になると、**ASDの診断告知を受けて、Nくんが自分自身を理解すること
が大切です**。例えば、Nくんが「自分は興味があることを突き詰めるタイプだが、相手
の反応を見て興味を押し付けないようにしよう」と気づけばNくんの高い能力を生かし
た人生を送ることができるでしょう。逆に、大人になっても自分の興味を中心に生きてい
ると、社会の中で浮いてしまい、能力を発揮できないばかりか、精神障害など二次障
害に悩むことになるかもしれません。

　小児科専攻医と発達障害を診療した筆者の経験ですが、若手の医師の中には「発
達障害は個性的な子どもを病気扱いしているのでは?」という不安を感じる人がいます。
もし「診断はゴール」と考えると、不安になるのもわかるような気がします。

　実際には、発達障害診療は「診断から始まる」のです。私たち医療者には、家族
や子ども自身が診断を受け入れ、周りの理解を促し、一人ひとりに合った配慮や支援
を組み立て、最終的には本人が診断を手掛かりにして自分の生き方を見つけるところ
まで見守ることが求められます。そのように考えると、**診断は決してレッテル貼りではな
く、また病気や障害を作り出しているのでもなく、子どもがより良く生きるためのお手伝
いと言えるのではないでしょうか**。

私はこうしている

1.グレーゾーンにも自分の発達特性を知ってもらう

　グレーゾーンについてはQ22で詳述しますが（→P.94参照）、ここでは「診断基準を
満たさない程度の発達特性がある人」としましょう。グレーゾーンは診断がつく人たちよ
りも軽症と思われがちですが、実際には生きづらさを抱えて苦労している人も多く、必
ずしも社会適応が良好とは限りません。

　グレーゾーンでは発達特性が薄いため、本人も周りも発達特性に気づかず、周りから
「何か変な人」と思われたり、自分でも「なぜか、人生がうまくいかない」と違和感を
覚えたりしています。発達特性は、その違和感を説明する重要なピースになることがあ
ります。

　**グレーゾーンの人にも自分の発達特性を知ってもらい、診断がつく人たちと同じよう
に自分自身を理解してもらうことが大切です**。筆者は、グレーゾーンの人に対しても「あ
なた（またはあなたのお子さん）には診断はつかない程度のASDと同じ発達特性があり
ます。自分自身を知るために、ASDの本を読んでみて、感想を教えてください」とお
願いすることもあります。

2. かかりつけ医は診断にこだわらず、診断を利用する

　かかりつけ医の外来で下される診断は、主に「自分自身を理解するための手がかり」です。この場合、厳密に診断基準を満たすかどうかにこだわる必要はありません。むしろ、「診断を伝えた方が、この子ども（家族）のためになるだろう」と判断すれば、**積極的に臨床診断を下し、その診断名を利用して子どもの理解を促す方が大切です**（Q16／→P.70参照）。

> **まとめ**
>
> ☐ 診断には、①学術研究、②社会資源利用、③自己理解の手がかり、という3つの側面があります。
>
> ☐ かかりつけ医の外来で大切なのは③であり、診断基準にこだわらず本人のためになるなら臨床的に診断するべきです。

診断の手順を教えてください

☐ 発達障害は、診断基準に基づいて診断し、スクリーニング検査や知能検査、評価尺度では診断できない。

☐ 診断基準に該当する症状を数えるだけではなく、「症状の意味」を考えて診断する。

症例

9歳（小学3年生）女児　Oちゃん

■主訴

こだわりが強い、自閉スペクトラム症ではないか。

■これまでの経過

運動・言語発達は正常下限だった。小学2年生のとき、新しい担任の学習方法を拒否し、小学1年生のときのやり方に固執した。最近、「この服で登校してよいか」「靴下がペアじゃないかも？」と母親に頻回に確認する。自宅ではよくしゃべるが、学校では仲の良い数人としか話せない。毎日、全教科の教科書・体操服・習字セットを持って登下校している。

O　　：……。（首を振って意思表示するが、医師の質問に言葉では答えない）

母親：最近、家族と仲良しの友達以外とは何も話しません。これって、コミュニケーションの障害ですよね。学習方法や登下校の荷物のこだわりもあるし、紺無地の靴下なんてどれも同じなのに、感覚過敏があるからペアが気になるのでは？と思います。この診断基準（DSM-5）を全部満たしているから、Oは自閉スペクトラム症でしょう？

医師：う〜ん……。基本的に自閉スペクトラム症は生まれつきですが、小学校に入るまでは症状はなかったのですか？

母親：そうです。でも、診断基準のCに書いてある「社会的要求が能力の限界を超えるまでは症状は明らかにならない」ということだと思います。

解 説

1.発達障害は診断基準に基づいて診断する

発達障害の診断はDSM-5-TRなどの診断基準に基づいて行います（付録／→P.211参照）。知能検査の下位項目や、評価尺度であるPARS(Pervasive Developmental Disorders. Autism Society Japan Rating Scale)・ADHD-Rating Scaleなどを根拠に診断はできません。まして、「ワーキングメモリが高いからADHDではない」とか、家族が持参したネット上の自己採点式スクリーニング検査に診断が影響されることがあってはいけません。第3章で集めた情報を地道に診断基準に照らし合わせて診断を検討するのが原則です。

2.「症状の意味」を理解して診断する

しかし、「診断基準に該当する症状を数えれば、誰でも診断できる」わけでもありません。**診断するには「症状の意味」を理解し、たくさんの症例を見て、この症状は「診断基準に該当する」と判断できる能力が必要です。**

【症例】のOちゃんはASDではなく、軽度ID（全検査IQ：64）です。知的能力の限界ゆえに、学習・対人関係・身だしなみ・忘れ物などでうまくいかないことが増え、「失敗しないように」Oちゃんなりに工夫した結果、場面緘黙・服装や靴下の確認、自分に理解できる学習方法への固執、全教科を持ち歩く習慣が生じていると解釈できます。

ASDの診断基準[1] にも「E.これらの障害は知的障害又は全般性発達遅延ではうまく説明されない」と記載があるように、IDはASDの重要な鑑別疾患です。**「症状の意味」を理解せずに、診断基準に該当する症状を数えても正しい診断はできません。**

また、症状が「診断基準に該当する」と判断するのも容易ではありません。例えば、ASDの診断基準には「言葉を介さないコミュニケーションの障害」として、「視線や身振り・表情の理解や使用の欠陥」が挙げられています。家族はボーっとしているときの子どもを見て「非言語的コミュニケーションの障害」と思うかもしれません。しかし、

大好きなゲームの話をするときには通常の子どもと同じような視線や身振り、表情があるなら「非言語的コミュニケーションの障害」ではありません。言葉は悪いのですが「本物のASD」をたくさん診た経験がある医師にとっては、その違いは明白です。

このように、家族の訴えを掘り下げ、子どもを観察し、背景情報や第三者の情報も参考にして「①症状の意味を理解」し、さらに症状が「②診断基準に該当」することを判断した上で、さらに「③診断基準を満たした」ときに初めて診断することができます。

私はこうしている

1.子どもの本質が発達障害なら臨床的に診断する

発達障害の診断基準は、乱暴にまとめると「症状の固まり＋α」で構成されており、バイオマーカーに慣れた内科医には非常に曖昧に感じられます。さらに成長によって症状が変化するので、同じ人でもある時期は診断基準を満たし、別の時期には診断基準から外れることが起こり得ます。実際、幼少期にADHDと診断された人のうち18〜20歳以降も診断基準を満たしている人は40％まで減ったという報告もあります[2]。

かかりつけ医の外来では、診断の一番大切な意義は、Q15で挙げた「自己理解の手がかり」です（→P.66参照）。学術研究では、ADHDの診断基準に1項目でも足りなければ、その子どもを調査対象にしてはいけません。しかし、実際の臨床現場では同じ子どもをADHDとして支援・治療する必要がある場合もあります。家族や子どもに子どもの特性を理解してもらうには「（診断基準を満たさないけど）ADHDの発達特性を持っており、ADHDに準じた対応をするのが望ましいです。臨床的にはADHDと診断します」と説明するのが一番スムーズです。先ほどの報告[2]でも、診断はつかなくなったとしても70％はADHD症状の一部が、90％は合併症などによる機能障害が残存しており、生きづらさや支援の必要性がなくなったわけではありません。

筆者は上記【解説】やQ14のアセスメント（→P.59参照）を通じて「この子どもの本質はADHDで支援を必要としている。また、ADHDを手掛かりに自己理解を深めることがこの子どものためになる」と判断したら、厳密に診断基準を満たしていなくても、「ADHDです」あるいは「ADHDっぽい人なので、ADHDに準じた子育てをしましょう」と説明しています。

- ☐ 発達障害は、「症状の意味を理解」し、さらに「診断基準に該当する」と判断できたとき、診断基準に基づいて診断しましょう。
- ☐ かかりつけ医の外来では、診断基準にこだわらず、本人のためになるなら臨床的に診断してもよいでしょう。

文献

1) 高橋三郎ら監訳．DSM-5-TRTM精神疾患の分類と診断の手引．pp29-33．医学書院．2023.
2) Biederman J, et al. Age-dependent decline of symptoms of attention deficit hyperactivity disorder: impact of remission definition and symptom type. Am J Psychiatry 2000; 157: 816-818.

第4章

診断と説明・告知

家族には、何を、どのように説明したらいいですか？　うまく伝えるための工夫はありますか？

原則＆エビデンス

☐ アセスメント・Problem・目標（見通し）の3つを共有する。
☐ Problem の優先順位と治療方略を共有する。

症例

10歳（小学5年生）男児　Pくん

■主訴

登校渋り、人に見られるのが怖い。

■これまでの経過

　幼少期は多動や衝動的な行動が目立ち、6歳時には遊んでいて磁石を誤飲した。小学1年生のときに近医でADHDと診断されたが、社会適応や学力に問題はなく、通常学級で過ごしていた。小学4年生半ばに両親が離婚して母方の実家に転居し、転校した後から登校渋りが始まった。小学5年生になると「人に見られるのが怖い」と教室に入らなくなり、保健室登校を続けている。

> P　　：この椅子はきれいですか？　いや、外で待っています（退出）。
> 母親：家でも30分くらい手を洗っています。待合室に祖母がバスタオルを持ってきているので、それを敷いて座るつもりだと思います。最近は外出も嫌がって……、ADHDの症状ですか。

医師：小さい頃のお話や問診票を拝見すると、ベースにはADHDがありそうです。
でも、今のPくんの症状はADHDだけでは説明できません。私なりにPくん
の現状を推察したので、説明させてください。疑問があれば話し合って、ま
ず私たちがPくんの全体像を共有しましょう。

解説

1. アセスメント・Problem・目標（見通し）の3つを共有する

Pくんのように困難な状況にある子どもの診療は、**最初に「子どもに何が起きている
のか」**というアセスメントを家族と共有することから始まります。Q14で紹介した氷山モ
デルを使ったアセスメント（→P.59参照）は、そのまま子どもや家族への説明に使える
という利点があります。そこで、母親に医師なりのアセスメントを手書きして伝えました
（図17-1）。ここで家族から疑問や反対意見が出ることもあるので、そのときはしっかり
議論して、より深く子どもの全体像を把握することが大切です。

続いて#1〜5のProblemを挙げました（図17-1下段）。医師は#1〜4を挙げまし
たが、母親と議論する経過で#5を追加しました。

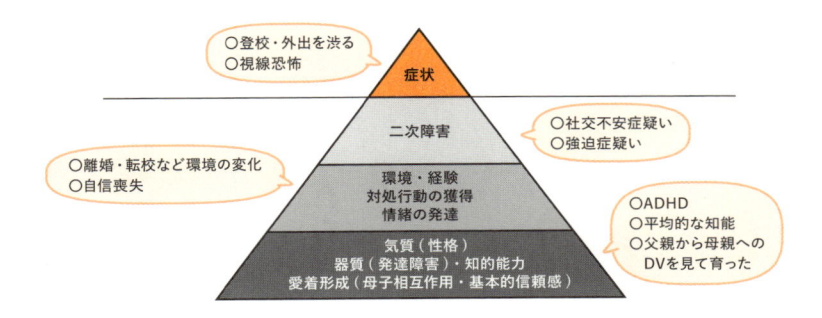

PくんのProblemと目標

【Problem】
#1. 人目が怖くて外出できない
#2. 手洗いが止められず、日常生活に支障がある
#3. 登校できない
#4. ADHD
#5. 母と祖父母の意見の違い

【目標】
・短期的目標
　⇒苦痛なく日常生活を送る
・長期的目標
　⇒自分の特性を理解・制御して
　　社会で自立して生きる

図17-1 氷山モデルを使ったPくんのアセスメント　　は優先すべき目標・課題（→P.77参照）

最後に、**目標あるいは見通しを共有します**。ADHDがあるとはいえ、知的には平均であるPくんは、二次障害を起こさなければ、社会の中で自立した大人になれると考えられます。発達障害と診断されると「成人後のイメージが湧かない」あるいは「自分が死ぬまで面倒を見ないといけない」と感じる家族もいるので、長期的な見通しを示すことは、とても大切です。

　しかし、今のPくんは二次障害を起こしかけており、危機的な状況にあります。まずは短期目標として、日常生活を安定させて二次障害を最小限に抑えることを挙げました。

▌2．Problem の優先順位と治療方略を共有する

　発達障害では、同じ診断名、同じProblemでも子どもに応じて個別に治療方略を調整しなければなりません。また、同時に複数のProblemに介入すると子ども自身も支援者も負担が大きいので優先順位を決めることも必要です。

　【症例】では、母親は「不登校や手洗いもADHDの症状」と考えていたので、最初はADHDの薬物治療を希望しました。しかし、Pくんの最優先目標は「日常生活を安定させる」ことであり、日常生活を阻害している手洗いや視線恐怖などはADHDの症状ではなく二次障害です。「優先すべきは二次障害の対応である」と説明し、薬物は抗ADHD薬よりも抗うつ薬のSSRIを選択しました。また、登校して教室で過ごすよりも、自宅で不安なく過ごせることを優先する方針も共有しました。

　アセスメント・Problem・目標（見通し）、**そして優先順位を家族と共有できると、明瞭な治療が可能になります**。逆に家族とそれらを共有できていないと、子どもや家族のその時々のニーズに振り回されて目の前の問題に対処する、という一貫性のない診療になってしまいます。

▭ 私 は こ う し て い る

▌1．言語化と視覚化を意識して説明する

　診断を含めたアセスメントを家族に説明し、同意してもらうのは容易ではありません。筆者は、「**家族も納得する子どもの特性**」を言語化し、それが発達障害に起因する症状であると伝えるところから始めています。例えば「自分のペースを崩されるのを極端に嫌うのは、生まれつきのASD特性でしょう」、「明日どころか、1時間後も考えずに今だけを生きているように見えるのは、ADHDの時間処理の苦手さです」のように、家族が不思議に感じている行動を発達障害で説明できると、診断を受け入れてくれるこ

とが多いと感じています（**特性の言語化**）。

　しかし、診断がついても発達障害はその子どもの一部分に過ぎません。**子どもの全体像を把握したり、さらに【解説】のようにProblemや優先順位を共有したりするのは、言葉の説明だけでは不十分です**。筆者は、できるだけ白紙に氷山モデルやProblemを手書きして、図17-1 のように優先すべき目標や課題に〇をつけるなど視覚情報を使うようにしています（**説明の視覚化**）。

2.診断やアセスメントは変わることがあり得る

　子どもが成長するにつれて、行動や症状が変化することがあります。例えば、3歳まで言葉を話さずASDと診断した子どもが、10歳になると社会性やコミュニケーションに問題がなく、こだわりや感覚過敏／鈍麻も目立たないこともあります。あるいは、ASDの特性が目立っていた小学生が、ソーシャルスキルを獲得して社会人になると、むしろ不注意症状の方が問題になり、併存症のADHDの方が主な診断になったりすることがあります。

　かかりつけ医の外来では、診断は「子どもを理解するための手がかり」ですから、子どもの状態に応じて「今はASDよりもADHD症状の方が課題になっています」などと柔軟に対応することが大切です。**最初に「子どもの成長に応じて診断が変わることもあり得ます」**とお伝えしてもよいでしょう。

まとめ

- ☐ 発達障害とその対応だけでなく、アセスメント・Problem・目標（見通し）、優先順位を話し合い、治療方略を共有しましょう。
- ☐ 理解を促すために具体的な特性を言語化したり、上記の説明を視覚化したりするなどの工夫も有用です。
- ☐ 診断やアセスメントは、子どもの状態に応じて柔軟に変更し、その度に家族と共有しましょう。

自閉スペクトラム症（ASD）を家族に説明するときの注意点は何ですか？

原則＆エビデンス

- ☐ 子どもに応じたキーワードを使ってASDの本質を説明する。
- ☐ 家族の受容度に応じて時間をかけて説明する。

症例

6歳（幼稚園年長）男児　Qくん

■ 主訴

就学相談で特別支援学級（自閉／情緒）を勧められた

■ これまでの経過

　2歳まで有意語がなかったが、その後、急速に話せるようになった。4歳から幼稚園に通い始めたが、母子分離ができなかった。子ども同士の関わりは少ないが、保育士には好きな電車の話を一方的に話し続ける。運動会の競技には参加しなかった。教育委員会から特別支援学級（自閉／情緒）利用を勧められたことをきっかけに初めて受診した。

医　師：自閉スペクトラム症に関する一般的な話は以上ですが、ご両親の意見というか、ご感想はいかがでしょう？

父　親：Qが「自分が主人公で、他人は脇役」と感じているという説明は、すごく腑に落ちました。よく言えばマイペースですが、度が過ぎていて……。Qが自閉スペクトラム症と言われて、謎が解けた気がします。

母　親：育て方の問題ではないと聞いて、少し救われました。平仮名も全部読めて書けるのに、どうして支援学級？　と思いましたが、Qの能力が低いのでは

なく、「自閉スペクトラム症は能力を発揮しづらい」と言われて納得しました。でも、今後の成長イメージが湧きません。

医師：その辺りは、先輩ママの体験談を聞くといいかもしれません。家族会のパンフレットをお渡ししますね。

父親：Q はたくさんの踏切を写真で見分けられます。こうした天才的な能力や、好きなこと、得意なことを伸ばすといいのでしょうか？

医師：凄腕の見当たり捜査官になれそうですね。でも、その前に公務員試験と警察学校をクリアしないといけません。得意なこと、好きなことをやらせるだけでは、社会で生きていけるとは……、限りません。

解説

1. 子どもに応じたキーワードを使って ASD の本質を説明する

ASD の臨床像は幅広いので、同じ説明をしてもその子どもに当てはまらなければ、家族に ASD を理解してもらえないかもしれません。詳細は拙著に譲りますが[1)]、筆者の場合、「診断基準に沿った説明」、「言葉のレディネスが生まれつき乏しい」、「理解できる領域／できない領域が明確」、「独特の感覚処理」などをキーワードにして、子どもに応じて複数の説明パターンを使い分けています。**身体疾患や他の発達障害と比較して、ASD は特に個々に応じた説明が必要です。** 加えて、ASD の一般的な知識として、 表18-1 に挙げた内容を伝えましょう。

表18-1 ASD の一般的な知識

項目	強調したいこと
症状	診断のためのカットオフ値を設定できないスペクトラムであり、障害か個性かは、本人の生き方次第である。
疫学	約1％だが、ASD っぽい人も含めると数倍はいると推定されており、Common Disease である。
併存／合併症	子どもの人生への影響は ASD そのものより大きいので、二次障害を防止することが、とても大切である。
原因・病態	育て方が原因で ASD になるわけではない。
治療的介入	基本的な原則はあるが、一人ひとりに適した介入を選択していく必要がある。

（次頁につづく）

（前頁のつづき）

項目	強調したいこと
経過	ライフステージに応じた課題が次々に出てくるが、継続的な支援者の存在が予後を改善する。
社会支援制度	支援者や先達（先輩ママ）がいると育児負担が軽減する。制度を利用する方が子どものためになる。

2.家族の受容度に応じて時間をかけて説明する

　どんな子ども・家族も、ASDの診断を受け入れるのは容易ではありません。一度にすべての情報を伝えると、家族が混乱したり落ち込んでしまったりすることがあります。1回目の診断告知では、「自分も一緒にサポートする。地域にもサポートしてくれる人たちがいる」と伝えることに重点を置き、前向きな気持ちで診察室を出られるように配慮しましょう。ASDを理解・受容してもらうために複数回の説明、年単位の時間を要することは珍しくありません。

私はこうしている

1.その子どもは「どんなASDか」を伝える

　「ASDは100人診ないとわからない」という格言があるように、ASDの臨床像は多様で、重症度にも幅があります。ASDの症状は数値化できませんが、わが子が「どんなASDか」を知っておくことは大切です。

　筆者は「仮にASD指数があるとしたら、Qくんは70点くらいですね」とか、「ASDの中では、周りの刺激を受け入れて自分が変化し、成長できるお子さんです。これは、とても有利な特徴ですよ」などとお伝えしています。

2. ASDの子どもをありのまま受け入れる

　まじめな家族は、「ASDの子どもの感性や思考を理解したい」と望んだり、逆に「子どもにも自分と同じ感覚や論理で生きてほしい」と子どもを矯正しようとしたりすることがあります。そうしたとき、筆者は「無理のない範囲で努力するのは結構ですが、ありのままのお子さんを受け入れることも大切ですよ」とお話ししています。ASDと完全にわかり合おうとすると、家族が無力感を感じたり、子どもに無理な負担をかけたりすることがあります。むしろ、家族が「自分とは違うわが子」の感覚や行動を楽しめるくらいの受容をしている方が、子どもが健全に育つようです。

3. 「好きなことを見つけて伸ばす」だけでは育たない

Qくんの父親が言うように、ASDには「好きなことを見つけて伸ばす」子育てが推奨されています。もちろん間違いではないのですが、**「好きなことだけ」をさせて育てても、社会で生きられる大人になるとは限りません。**筆者は「好きなことを見つけ、それを利用して苦手なことにも少しずつチャレンジさせながら育てましょう」と伝えています。そのさじ加減を相談しながら子どもの成長を見守るのが、ASD診療における医師の役割です。

> **まとめ**
>
> ☐ ASDの臨床像は幅広いので、個々に応じた説明を心がけましょう。
> ☐ 「ASDをありのまま受け入れる。好きなことを見つけ、それを利用して苦手にチャレンジさせる」が、ASDの子育てのコツです。

文献

1) 市河茂樹．外来で診る子どもの発達障害　どこまでどのように診るか? pp104-107．羊土社．2021.

第4章　診断と説明・告知

ADHDを家族に説明するときの注意点は何ですか?

原則&エビデンス

☐ ADHDはTriple Pathway Model[1] を使うと理解してもらいやすい。

☐ ADHDの自然経過・薬物・合併症に関する情報を強調して伝える。

症例

7歳（小学1年生）男児　Rくん

■主訴

教室から逃げ出して転落し、骨折した。

■これまでの経過

　3歳健診で多動を相談したが、経過観察と言われた。幼稚園でも多動だが明るく楽しい子と言われ、運動会や発表会は張り切って参加していた。小学校入学後、図工の時間が終わっても工作を止められず、先生に注意されて教室から逃げ出し、学校の塀を乗り越えようとして転落して骨折した。担任から「小学校では子守はできない」と言われて受診した。WISC-VでFIQ：142。

医師：私も長いこと発達障害を診ていますが、稀に見る多動・多弁ですね。

父親：私たちは3歳頃からADHDじゃないかと思っていました。

母親：学校から頻回に電話がかかって、私のメンタルが限界です。

医師：Rくんは、知的に高く合併症のないADHDです。多動・衝動・不注意……、これは集中力がないのではなく、好きなことは過集中してしまうなど、集中力の配分が苦手という意味もありますが、ADHDの中核症状が見事にそろっています。また、実行機能・遅延報酬の障害に加えて、時間処理が苦手なので切り替えも苦手でしょうね。

母親：まともな大人になれるのでしょうか？

医師：ADHD は脳の前頭前皮質が発達する 10 〜 12 歳くらいで多動や逸脱行動
が減り、物分かりが良くなる傾向があります。それまでは、薬物の力も借り
て二次障害を起こさないように頑張りましょう。

解説

1. ADHD と Triple Pathway Model

ADHD の中核症状は「多動・衝動・不注意」ですが、症状だけを伝えても家族は
「なぜ、そんな症状が出るのか？」と逆にモヤモヤした気持ちが強くなることもあるようです。

Triple Pathway Model[注1] は、「ADHD の病態は実行機能障害・遅延報酬障害・
時間処理障害の3つで説明される」という仮説です。詳細は文献1〜2を参照してもら
いたいのですが、「子どもの脳が苦手な3つの要素」として、実行機能・遅延報酬・
時間処理を紙に書きながら説明すると、「ウチの子の行動の理由が腑に落ちた」と言っ
てもらえることが多く、家族の子どもに対する見方が良い方向に変わってくれるように感
じます。また、Default Mode Network（DMN）仮説[注2] も、ADHD の病態説明に有
用です。

ADHD の原因は完全には解明されていませんが、大脳皮質のカテコラミンのアンバ
ランスが関与していると考えられています。薬物の説明をするときは、脳内伝達物質の
側面から説明すると理解してもらいやすいでしょう。

注1：ADHD の Triple Pathway Model

ADHD の中核症状である多動・衝動・不注意の背景に、実行機能・遅延報酬・時間処理の障
害があるという仮説です。この3つの病態は、お互いに独立していると想定されており、3つが重
なり合うこともあれば、2つだけが目立つ人もいます（例：実行機能と遅延報酬の障害は目
立つが時間処理障害はない）。

	具体的な症状
実行機能障害	計画性がない、段取りが悪い、注意が逸れて課題を忘れやすい
遅延報酬障害	すぐにもらえる小さい報酬に飛びつく、 根気強く課題に取り組めない
時間処理障害	締め切りや約束を守れない、時間の概念が乏しい

注2：ADHD の Default Mode Network 障害仮説

Default Mode Network とは、脳が安静にしている時の脳内ネットワークのことで、意識的な活

2. ADHDの自然経過・薬物・合併症

　ADHDの子どもは、小学校低学年くらいまでは本当に手がかかり、家族は疲弊してしまいます。しかし、**10～12歳でADHD症状に関与するとされる脳の前頭前皮質の成熟が進むと、急に物分かりが良くなり、問題行動が消失する子どもが少なくありません**。ある学校の先生が「～くんに星が降った」と表現していましたが、Q16でも述べた通り（→P.70参照）、成人後もADHDの診断基準を満たす人は40％まで減少します。この自然経過はしっかりと家族に伝えて安心してもらいましょう。

　また、ADHDは薬物治療が可能です。第6章で詳述しますが、他の神経発達症の薬物治療が対症療法なのに対し、**抗ADHD薬は中核症状そのものを軽減させます**。短期的な効果だけでなく、成人後の精神疾患を減らす[3]などの二次障害予防効果も示されています。

　Rくんのような併存／合併症がない純粋なADHDの子どもは、幼少期は明るくて人懐こいキャラのことが多く、漫画の主人公みたいでネアカのADHDと呼ばれています。ASDやIDの併存があったり、あるいは小学生以降に周囲の理解が得られず二次障害の反抗挑戦症や素行症を来したりすると、成人後も困難が多くなります。二次障害のないADHDの危険行動（Risk Taking Behavior）は定型発達と差がないという報告[4]もあり、**ADHDの人生を決めるのは、ADHDそのものではなく二次障害という考え方もあります**。早くから周囲の理解がある環境で育てることの重要性を伝えましょう。

私はこうしている

1. ADHDの子育ては二次障害防止に重点を置く

　前述したように、ADHDの予後を決めるのはADHDそのものではなく、二次障害です。ADHDには、脳の前頭前皮質が成熟する小学校高学年以降、のびのびと成長していく子どもと、叱責を受け続けて自尊心が低下し、反抗挑戦症や抑うつ傾向、不登校などの社会不適応が目立つ子どもがいます。

そこで筆者は、上記の自然経過や二次障害の話をして**家族には「自分と違う子ども**
をありのまま受け入れる」、「子どもを信じておおらかに育てる」、「理解のない大人から
の防波堤になる」ことをお願いしています。

　ADHD の子どもは大小さまざまな問題を起こすので、家族は学校や他児の保護者から苦情が来たり、時には謝罪に出向いたりしないといけないこともあります。そのとき、家族が一緒になって子どもを叱ったり見放したような態度を取ったりすると、子どもは二次障害に近づいていきます。「前頭前皮質が成熟したら、きっと星が降る」と子どもを信じて、学校には謝罪しながら子どもを追い詰めることなく育てることが家族の役割であり、それを励ましたり投薬したりしながら支援するのが医師の役割です。

> **まとめ**
>
> ☐ ADHD は脳機能の問題であり、今は手がかかっても脳機能の成熟とともに症状は変化していくことを強調して伝えましょう。
> ☐ ADHD の予後は二次障害で決まります。「子どもを信じておおらかに育てる」ことで二次障害を予防しましょう。

文献

1) Sonuga-Barke E, et al. Beyond the dual pathway model: evidence for the dissociation of timig, inhibitory, and delay-related impairments in attention deficit/hyperactivity disorder. J Am Acad Child Adolesc Psychiatry 2010; 49(4): 345-355.
2) 市河茂樹．外来で診る子どもの発達障害　どこまでどのように診るか? pp114-123．羊土社．2021．
3) Biederman J, et al. Do stimulants protect against psychiatric disorders in youth with ADHD? A 10-year follow-up study. Pediatrics 2009; 124(1): 71-78.
4) Ramos Olazagasti MA, et al. Does childhood attention-deficit/hyperactivity disorder predict risk-taking and medical illness in adulthood? J Am Acad Child Adolesc Psychiatry 2013; 52(2): 153-162. e4.

知的障害（ID）を家族に説明する ときの注意点は何ですか？

原則＆エビデンス

- [ ] IDは、知能検査と適応機能障害を示す客観的事実に基づいて説明する。
- [ ] IDの重症度に応じた具体的な目標と支援を示す。

症例

6歳（小学1年生）女児　Sちゃん

■主訴

特別支援学級（知的障害）を勧められた。

■これまでの経過

　言語発達や日常生活習慣の獲得は「ゆっくりめ」だった。幼稚園では活発な子どもで、集団活動の問題もなかったが、運動会のダンスの振り付けを1歳年下の弟に教えてもらっていた。年長組で平仮名を練習し始めたが覚えられず、自宅で教えると泣き出してしまう。教育委員会から特別支援学級（知的障害）を勧められたが、「根拠が曖昧で納得できなかった」ため、通常学級在籍で入学した。知り合いの勧めで初めて医療を受診した。

S　　：1年2組、ヤマダ先生。（人数は）わからない。（給食おいしい？）わかんない……。もう行っていい？

医師：疲れちゃった？　じゃあ、看護師さんと待合室で待っていてください。

母親：これが教育委員会からいただいた知能検査の結果です。全検査IQ58ということは、平均より高いわけでしょう？　知的障害の特別支援学級を勧められた根拠がわからず、納得できませんでした。

医師：全検査IQは偏差値ではありません。平均が100なので、58はWISCの分

類では「非常に低い」に該当します。この検査がSちゃんの本当の能力を反映しているなら、知的障害として支援が必要な可能性はあると思います。

母親：Sは知的障害なんですか？

医師：医療では、きちんと行われた知能検査でIQが70以下、かつ社会的に支援が必要な場合に知的障害と診断します。今後、Sちゃんが学習や学校生活で困らないか、注意して見ていく必要はありそうです。

解説

1. ID は、知能検査と適応機能障害を示す客観的事実に基づいて説明する

発達障害の概念が社会に浸透したことで、ASDやADHDの診断は以前よりもずっと受け入れられやすくなりました。しかしIDの診断は、多くの家族にとって衝撃的で受容しがたいものです。それだけに、明確な客観的根拠を示して診断・説明をしなければいけません。

IDの診断基準（付録／→P.211参照）を思い切り簡略化すると、①知能検査でIQが-2SD以下（WISCでは70以下）、②そのために適応機能障害が起きている（社会生活で支援を必要とする）、③発達期に発症する（18歳までに診断される）の3つです。家族にIDを伝えるときは、この①と②を家族が納得する客観的事実に基づいて説明することが必要です。【症例】では、明確な根拠が示されなかったため、家族は特別支援学級の利用に納得できなかったようです。

SちゃんはOpen Questionに対して「わからない」を連発するなど、知的に低い印象でしたが、現時点では日常生活に大きな問題はありません。上記②が見当たらないので現時点ではIDと診断できませんが、今後、学力やコミュニケーションなどで支障が起きる可能性があります。家族には「IDの診断はさておき、今後Sちゃんが困ることがないか、支援の必要が生じないか、を見守るために定期通院してください」とお願いしました。

2. ID の重症度に応じた具体的な目標と支援を示しながら成長を見守る

DSM-5-TRでは、IDの重症度は適応機能、つまり社会生活の困り具合と支援の必要度で軽度・中等度・重度・最重度の4段階に分類されます（IQ値は重症度判定には用いられません）。

IDは、重症度の応じた予後目安があります[1]。例えば最も頻度が高い軽度IDで

は、学習のスピードはIDがない子どもの1/2〜1/3程度で、対人関係では円滑な会話は可能だが他人に操作されるリスクがあり、成人後の精神年齢は9〜12歳です。こうした目安を知らされていないと、家族は十分努力している子どもに対して「もっと頑張れるのではないか」と過大な負荷をかけ、子どもが苦しんだり、親子関係が難しくなったりすることになります。**IDと診断したら、IDの重症度に応じて具体的な目標と支援を示し、成長の見通しを伝えるのは医師の大切な役割です。**

小学校入学後、Sちゃんは通常学級の学習に大苦戦しました。親子で自宅学習を頑張りましたがどうしても小学1年生の進度に追いつけません。医師から「無理をして通常学級で学習するよりも、特別支援学級を利用して中学3年生までに小学4年生の学力を目指そう」と具体的な目標を提案され、家族もIDの診断を受け入れて小学2年生から特別支援学級に移籍しました。そして、小学3年生からは放課後等デイサービスや療育手帳など本格的な社会支援制度も利用し始めました。

IDの予後を改善させる要素は、①IDの原因や身体合併症、②社会適応機能（スキル）、③家族機能、④精神合併症、⑤福祉サービスの利用状況です[1]。発達障害の子育て全般に言えることですが、無理をさせて二次障害を起こさないこと、福祉の力を借りながら育てる大切さはしっかり伝えるべきです。

私はこうしている

1. 能力の限界を迎えているタイミングで、育児方針を転換する

知能検査でIQ値が低くても、必ずしも適応機能障害があるとは限らず、常に社会生活に支援が必要なわけではありません。しかし、年齢が高くなるにつれて社会からの要求水準が上がり、どこかのタイミングで子どもの能力の限界を迎えます。**そこまで何とか頑張っていた子どもが、頑張っても乗り越えられない壁に直面したとき、周囲が気づいて支援を始めないと子どもは不可能な挑戦を強いられます。**それが抑うつや乱暴な行動など二次障害につながるかもしれません。

Sちゃんは小学校高学年になると学校行事を嫌がり、同級生とのトラブルが増えるようになりました。家族に「そろそろ小学校の生活が厳しくなっているかもしれない。中学校に入ると教科担任制になり、求められるスピードも上がるので、本人のペースで過ごせる特別支援学校も選択肢ですね」と説明し、学校見学を重ねた結果、Sちゃんは中学校から特別支援学校に進学しました。

IDの子どもは、どこかで「できることを増やすために頑張る（上記②社会適応機能の向上）」から、「無理をせず、今持っている能力で生きる道を整える（④精神合併症の予

防）」方向に育児方針を転換する必要があります。医師の説明がその転換のきっかけになることもあるでしょう。

まとめ

- ☐ IDは、家族が納得する知能検査結果と適応機能障害の具体例を挙げて診断・説明する必要があります。
- ☐ ID重症度に応じた予後予測を伝え、能力の限界を迎えたタイミングで無理をさせない育児への転換を促しましょう。

文献

1) 市河茂樹. 外来で診る子どもの発達障害 どこまでどのように診るか? pp124-134. 羊土社. 2021.

第4章 診断と説明・告知

子ども自身にはいつ頃、どのように告知したらいいですか?

原則&エビデンス

☐ 子どもの年齢よりも発達段階に応じて告知のタイミングを決める。

☐ 家族と告知の内容を相談し、診断を肯定的に捉えられるように配慮する。

症例

15歳（中学3年生）男児　Tくん

■主訴

対人トラブル、母への暴言

■これまでの経過

　幼稚園まで問題を指摘されたことはなかった。小学校入学後、勘違いからトラブルになったり、「自分勝手」と言われたりした。高学年から無気力が目立ち、中学校入学後、母親に対して暴言を吐くようになったため、中学1年生の冬に受診した。ASDと診断して母親に告知し、Tくんのペースを尊重するようにお願いした。今回、高校合格を契機に本人に告知することになった。

> 医師：Tくんは病院に通っている理由を知っていますか?
>
> T　　：中学1年生の頃、イライラして母さんに乱暴なことを言ったから。
>
> 医師：イライラはTくんの表面的な症状で、先生とお母さんはもっと水面下のこと、つまりこの図（Q14の氷山モデル / →P.59参照）の一番下の部分「自閉スペクトラム症」について話し合っていました。（ASDの一般的説明）どうですか、ご意見・ご感想は?
>
> T　　：オレが「何か、他の人と違うな～」と思っていた理由がわかりました。母さんはオレが自閉症ってわかったから優しくなったんだね。すごく納得しまし

た。何で、もっと早く教えてくれなかったんですか？

医師：う〜ん、1〜2年前のTくんが、発達障害の診断を受け止められるか心配だったから……かな。自分の内面を見つめられる人じゃないと納得できないし、むしろ反発して病院に来なくなる人もいるしね。

母親：離婚したあなたのお父さんも、そっくりだった。発達障害がわかっていたら、お母さん、もっとうまく暮らせたかも〜って思うの。

医師：Tくんは、もっと自己理解を深めて、自分の人生を切り開いていかなきゃいけません。先生やお母さんがそのお手伝いをしていくことになります。もう一つ、この図からわかるように、ASDはTくんの一部分に過ぎません。**人生を決めるのはASDじゃなくてTくん自身です。**

解説

| 1.子どもの年齢よりも発達段階に応じて告知のタイミングを決める

「1回の告知は100回の面接に勝る」という格言の通り、子ども自身への告知はとても重要です。

以前は「告知は早ければ早いほど良い」という考え方があって、就学前後の6歳くらいで告知を受けた子どももいました。**最近は、本人の発達段階を踏まえて10歳以降が多いようです。**

実際には、告知のタイミングは年齢では決められません。**告知の目的は「診断名を告げる」ことではなく、「診断を手がかりに自己理解を深め、今後の生き方を話し合うきっかけ作り」です。**そのためには発達障害の概念を理解し、自分を客観的に見つめられる発達段階が必要です。また、自分と周囲の違いに気づき、生きづらさを自覚していないと、発達障害の説明が腑に落ちません。また、不用意なカミングアウトが問題になることもあり、「誰彼かまわず話すことはしない能力」[1] が備わっていることも大切です。知的に高い内省的なASDなら10歳で告知可能でしょうし、平均知能のADHDなら中学生以降になるかもしれません。IDの告知はもっと後になるでしょう。

診断告知は1回では終わりません。受容に時間がかかることもありますし、Tくんのように「納得した」と言ってくれてもASDを正しく理解し、さらに自分の生き方を調整できるようになるには何年もかかります。

2.家族と告知の内容を相談し、診断を肯定的に捉えられるように配慮する

告知を受けた子どもの多くは、帰宅後に家族に感情をぶつけたり、ネットで情報を集めて詳しい説明を求めたりします。告知後の対応をしてくれる家族はとても重要な存在です。

そのため、子どもの告知は、①家族が医師の診断・アセスメントを理解・共有しており、②告知後に本人と話し合える知識と良好な親子関係があることが前提です。もちろん、わからない部分は「次の診察でお医者さんに聞いてごらん」で良いのですが、告知には家族と医師の連携が必要です。

告知の前に家族とどこまで、どんな言葉で告知するのか、打ち合わせをしておくと告知後の対応がやりやすくなります。例えば、ASDの診断だけ告知するのか、幼少時の被虐待の影響まで盛り込むのか、知的能力の話題まで踏み込むのか。あるいはASDを説明するキーワードを「マイペース」にするか、「こだわり」にするか、発達障害を「個性」と説明するか、「障害」と伝えるかなど、子どもの受け止め方を予想しながら家族と相談しておくとよいでしょう。

また、子どもが診断を肯定的に捉えられるような配慮も必要です。Tくんが中学1年生のときに学校から「ASDを告知してはどうか」という提案されました。しかし、まだ周囲の理解や配慮も不十分で、Tくん自身も自己肯定感の低下が著しく、母親と「今の状態で告知しても自暴自棄になりそう」と意見が一致し告知を見送りました。その後、中学3年生になったTくんは合格可能性の低い進学校に固執し、猛勉強を経て合格しました。このタイミングで母親と相談し、「Tくんが受験に向けて想定外の力を発揮したのは、ASD特性のおかげ」という論法でASDを告知することにしました。子ども自身の受容を考えると、人生のコンディションが良いときに告知するのも重要です。

私はこうしている

1.告知前から準備をする

子どもにとって、発達障害の告知は衝撃的な経験です。また、自分の困り感や特性に自覚がない場合、難癖をつけられていると感じて医師への信頼をなくしてしまうこともあるでしょう。

初診時から子どもの困り感や周囲との違和感を話し合い、幼少期から「この医師は自分のことをわかってくれる」と感じてもらえていると、告知がスムーズになります。筆者は「キミはまじめでいいヤツだけど、他の人はもっと手抜きして楽に生きているよ」とか、「フツーは道路の向こう側のお友達より、赤信号を優先して止まります」などのよう

に、本人の特性を少しずつ言語化して伝えるようにしています。

　「診断名の告知は、そのときまでに子どもの年齢に見合う理解を促してきたという患者と医師の信頼関係という土台があるからこそ正しく伝わり、受け入れられる」という言葉通り[2]、告知前の準備が大切です。

> **まとめ**
>
> ☐ 子どもへの告知は、子ども自身の理解力・違和感への気づきに加え、家族の理解と同意を得て行いましょう。
> ☐ 幼少期から子ども自身に特性理解を促すなど、告知前の準備が大切です。

文献

1)　吉田友子. 治療法 本人への診断名告知. 精神科治療学（増刊）2008; 23: 131-136.
2)　鈴木雄一. ASD の特徴と"育児"支援〜保護者が感じる育てにくさの受けとめかた. G ノート 2019; 6(8): 1229-1236.

診断がつかない／診断基準を満たさないときは、なんと説明したらいいですか？　その場合、診断書を書いてもいいですか？

原則＆エビデンス

- ☐ 発達特性はスペクトラム（連続帯）で、白黒つけられないこともある。
- ☐ 実臨床では、診断基準よりも自己理解と支援の必要性を優先する。

症例

11歳（小学6年生）男児　Uくん

■主訴
不登校

■これまでの経過

　小学校低学年までは集団活動・対人関係・学習面とも問題のない「明るい子ども」だった。小学5年生頃からルールを守らない同級生に厳しく注意して叩かれたり、仲間外れにされたりしている。小学6年生の担任に「Uくんはいつも正しいけど、言い方が強いから悪者になる」と言われてから、「ボクが悪いの？　どうしたらいいかわからない」と登校しなくなったため受診した。

U　　：「正しいけど悪者」って矛盾する言葉がつながっているじゃないですか。先生にそう言ったら、「だから、嫌われるんだよ」って言われました。困っていること？　ボクは嫌われ者なので、どうでもいいです。（退室）
医師：表情も豊かで、上手に人の話も聞けるお子さんですが、融通が利かないというか、白黒つけないと気が済まないところがありますか？

母 親：前からちょっと頑固なところはありましたが、最近すごく目立つようになりました。

医 師：Uくんは、ベースに自閉スペクトラム症特性があるのかもしれません。

母 親：自閉症ですか？　私は保育士で、そういう子どもを何人か知っていますが、Uが自閉症だと思ったことはありませんでした。

医 師：ASDに似た柔軟さに欠ける思考や、融通の利かない執着がUくんを苦しめている印象があります。一見、社会的コミュニケーションは良好そうですが、人との距離というか、自分と他人の役割分担がわからなくて余計な口を出しちゃうところがありそうです。ASDと診断するほどではありませんが、「ASDっぽい」人です。「ASD」をキーワードにUくんを理解し、ASDに準じて対応するとよいでしょう。

解 説

1. 発達障害特性はスペクトラムで、白黒つけられないこともある

「多動」や「こだわり」などの**発達特性**は、**スペクトラム（連続帯）**です。これは、仮に特性の強さを数値化できるなら、0の人から100の人まで切れ目なく存在するということです（図22-1）。私たちは診断基準を用いて発達障害を診断していますが、これはスペクトラムに研究と統計用に作成された人工的な線を境界にして、発達障害とそうでない人を分けているとも言えます。

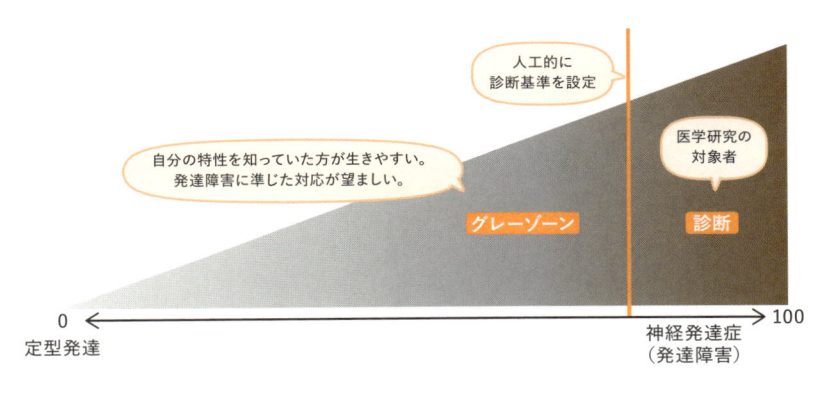

人工的に
診断基準を設定

医学研究の
対象者

自分の特性を知っていた方が生きやすい。
発達障害に準じた対応が望ましい。

グレーゾーン　診断

0　　　　　　　　　　　　　　　　　　　　　　　　　　100
定型発達　　　　　　　　　　　　　　　　　　　　神経発達症
　　　　　　　　　　　　　　　　　　　　　　　（発達障害）

図22-1　発達障グレーゾーン

Uくんは小学4年生までは「ちょっと頑固」な子どもであり、小学6年生になった今でも、診察室でぱっと見てASDの印象を受ける子どもではありません。しかし、小学5年生になってから融通の利かなさが目立ち、ASDの診断基準のB基準（こだわり）とD基準（社会的障害）が生じています。このように診断はできないが、診断基準の一部を満たす、あるいは診断基準を満たすほどではないが特性を持ち、白黒つけられないグレーな子どもが存在します。また、Uくんが小学4年生までは白に近かったにもかかわらず、今はグレーになっているように、**同じ子どもでも、年齢によって診断基準という境界線を行ったり来たりすることもあります。**

　実際、かかりつけ医の外来を受診する子どもの多くは、こうした育てにくさのあるグレーゾーンの子どもたちです。

┃ 2.実臨床では、診断基準よりも自己理解と支援の必要性を優先する

　Q15で述べた通り（→P.66参照）、診断の目的は①学術研究、②社会支援を受けるため、③自己理解の手がかりの3つです。①では診断基準を厳密に適応しなければなりませんが、②・③では「**診断がその子どものためになるか**」という視点が大切です。

　グレーゾーンの子どもが、診断がついた子どもよりも生きづらさが少なく、社会適応が良好とは限りません。また「グレーゾーンですね。診断はつきません」だけではその後の支援や自己理解につながらない可能性もあります。

　その子どもに支援や自己理解が必要なら、グレーゾーンの子どもにも「ADHD傾向」や「ASDっぽい」という臨床診断を下し、「ADHD（ASD）に準じた対応をしましょう」と提案することは正当化されるでしょう。

┃私はこうしている┃

┃ 1.必要な支援のためなら診断書も作成する

　グレーゾーンですが、支援を必要とするUくんに筆者は「ASDっぽい人です。ASDをキーワードにUくんを理解し、ASDに準じた対応をしましょう」という臨床診断を下しました。この後、診断書を求められたらどうしたらよいでしょうか。

　筆者は、特別支援学級（自閉／情緒）や適応教室の利用など、学校内の居場所を作るための意見書であれば躊躇なく作成します。決して虚偽の記載はしませんが、病名欄には「ASD（あるいはASD疑い）」と記載して、家族には「厳密には診断基準を満たしていないけど、社会的病名としてご理解ください。Uくんの状態が改善して支援が不要になったら、こうした書類は書けなくなります」とお伝えしています。児童発達

支援や放課後等デイサービスを利用するための受給者証取得の意見書も同様です。

　一方、特別児童扶養手当や障害者年金など金銭が関係する診断書、精神障害者保健福祉手帳の申請書類、過度の合理的配慮を求める意見書は、症例によってはお断りしています。

　もちろん、虚偽のない診断書を作成して都道府県などの提出先に判定をゆだねるという考え方もあり、どちらが正しいというものではありません。しかし、発達相談を受診する家族の中には、本当にごく一部ですが、**医師の診断書を不適切に利用する意図を持っている人がいるかもしれません。一定の歯止めは必要と考えています。**

まとめ

- ☐ 発達特性はスペクトラムなので、診断基準は満たさないが自己理解のために「発達障害に準じた対応」が望ましいグレーゾーンが存在します。
- ☐ グレーゾーンを白黒つけようとするよりも、個別に支援の必要性を判断し、臨床診断で診断書を作成ことは許容されるでしょう。

子どもが
話をしてくれないときの対応

■ 子ども自身は「連れて来られただけ」

発達外来では、子ども自身に医療ニーズがなく、家族に連れて来られただけで「何も話してくれない」ことがあります。小学校低学年までなら、Q7に挙げた問診（→P.29参照）や身体診察の原則を守っていればそのうち会話できることが多いのですが、思春期以降はそう簡単にはいきません。

■ 思春期の子どもは
なぜ話してくれないのか？

思春期の子どもが話してくれない理由は、単なる反抗期、家族との確執による大人への不信感、失敗体験や被虐待経験、精神疾患などさまざまです。

言葉は悪いのですが、理由が何であれ、そうした子どもたちは治療者を値踏みしています。単純化すれば「自分の味方か、親の味方か」、「自分を傷つけないか」ということです。子どもと信頼関係を築くには、最初に治療者を安全な存在と認識してもらわなければいけません。

■ 思春期には
Do No Harm でアプローチ

平岩は思春期の子どもと意思疎通する工夫として、問診票の活用とともに「慎重に言葉を選び、子ども扱いしないで話す」ことを強調しています[1]。筆者も初回診察で「ここで聞いた話をあなたの許可なく他言しない、あなたの同意なく意思決定をしない」、「家族ではなく、あなたの役に立ちたい」と伝えることにしています。

すべての思春期の子どもの心に届く魔法のような言葉を、筆者は知りません。子どもが何も話さないときは、Do No Harm（有害なことはしない）の精神で、焦らず次回の受診に来てもらうことを目標にしています。

■ 話してくれない診療にも意味がある？

子どもが話してくれなくても、家族の意識や行動変容を通して子どもの役に立てることもあります。また、医療機関に来てよそのおじさんに話しかけられる、という非日常的な体験も子どもの成長に何らかの影響はあるでしょう。会話がなくても、診療を継続することに意味はあると思います。

文献

1) 平岩幹男．Dr平岩 動画で直伝　子どもの発達障害−外来診療の工夫．pp46-50．中山書店．2022．

第5章

治療と支援①
〜心理社会的治療〜

発達障害の療育・心理社会的治療とは何ですか?

原則＆エビデンス

□ 療育とは、「発達段階に応じた課題に取り組むことで、持てる力を有効に伸ばしていく治療教育的訓練」である[1]。

□ 心理社会的治療は、①環境調整、②親への治療、③子どもへの治療、④関連機関との連携の4つに分類できる[2]。

症例

6歳（幼稚園年長）男児　Vくん

■主訴

この子にとって最適な療育を受けたい。

■これまでの経過

1歳6か月で有意語がなく、前医を受診した。ASDの疑いで言語聴覚士の療育を受け始めると急速に言葉が増え、会話もできるようになった。少人数療育を経て5歳から幼稚園に入園した。集団活動は保育士に促されてイヤイヤ参加している。

医　師：好きなものは？

Ｖ　　：モササウルス。クミ先生。タイガーモス号。

母　親：最初は爆発的に言葉も増えたし、コミュニケーションも上達したのですが、最近は成長の実感が得られません。もっとＶに合った療育があるのでは？と気持ちが焦っています。

医　師：小さいうちから療育を頑張ってきたのですね。言葉とコミュニケーションは早期療育がとても大切ですし、Ｖくんのようにびっくりするほど伸びることもあります。その次の段階、つまり社会のルールや感情コントロール、集団参加などを目的とした療育は、言葉の発達ほどには効果が見えにくいかもしれません。でも、Ｖくんは社会適応も良好で、うまく育っているお子さんだと思いますよ。

母　親：でも、近頃は療育に行っても遊んでいるだけのように見えます。

医　師：それは、子どもの自発的な遊びを通してルールや適切な行動を経験させる療育手法（NDBI：表23-1 参照）なのかもしれません。治療者が課題を出すスタイルだと、その空間以外、例えば自宅や学校で効果が出づらい（般化の問題）ことがあります。付け加えると、今のＶくんの課題が、大人と1対1よりも子どもたちの集団から学ぶ段階になっているのも効果を感じづらい要因でしょう。今は、毎日幼稚園に行ってイヤイヤでも集団に参加するのが、実は一番の療育かもしれません。

母　親：なるほど……。でも、家では私の言うことを全然聞かなくて、乱暴な言葉で反抗します。将来、犯罪者になりそうで心配です。

医　師：クミ先生の言うことは聞くのですか？

母　親：クミ先生とおばあちゃんの言うことは素直に聞きます。優しいから。

医　師：申し上げにくいのですが、そこはＶくんではなく、お母さんが変わるところかもしれません。発達障害の心理社会的治療は、ご家族が適切な対応を習得して治療者の一人になったときが、一番効果的です。

母　親：私もペアレントトレーニングを受けた方がよいのでしょうか？

医　師：それもいいですが、まずはお母さんがおばあちゃんやクミ先生のＶくんへの接し方をマネしてみるのはいかがでしょう。でも、もっと大事なのはお母さんがＶくんの可能性を信じてあげることでしょうか。

表 23-1 発達障害の代表的な心理社会的治療

① 環境調整	Q26（→ P.114 参照）
② 親・家族への 心理社会的治療	親ガイダンス
	ペアレントトレーニング／PCIT
	兄弟支援
③ 子どもへの 心理社会的治療	行動療法・認知行動療法に基づく療育 ・ABA や NDBI に基づく ASD 療育（ESDM・PRT・JASPER など） ・トークン・タイムアウト・モデリング ・SST・LST・アンガーマネージメント ・認知トレーニング
	構造化に基づく療育（TEACCH など）
	作業療法
	診断告知・精神療法
	トランジション支援
	入院など自宅以外の生活・治療
④ 学校など 関係機関との連携	第 7 章（→ P.151 参照）

PCIT：Parent-Child Interaction Therapy（親子相互交流療法）
ABA：Applied behavior analysis（応用行動分析）
NDBI：naturalistic developmental behavior interventions（自然的発達行動介入）
ESDM：Early Start Denver Model
PRT：Pivotal Response Treatment
JASPER：Joint Attention, Symbolic Play, Engagement, and Regulation
SST：Social Skill Training
LST：Life Skill Training
TEACCH：Treatment and Education of Autistic and related Communication Handicapped Children

解説

1.「療育」は子ども自身への「治療教育的訓練」

　「療育」や「発達支援」は定義が曖昧な言葉です。厚生労働省のガイドライン[3] では、「療育」あるいは「発達支援」は家族・地域支援も含む広い概念です。**医療現場では主に「発達段階に応じた課題に取り組むことで、持てる力を有効に伸ばしていく治療教育的訓練[1]」という意味で用いられる**ことが多く、主に子ども自身に働きかけるトレーニングを指します。

　【症例】の V くんは、1 歳 6 か月から行動療法を理論的背景とした療育（**表23-1** の

表23-2　効果のある療育の条件

① 少人数（治療者との比率が 1：1 ～ 1：2）	⑥ 予測可能なように構造化されている
② 個別的な支援	⑦ 行動上の問題を分析できている
③ 訓練を受けた専門職が行う	⑧ 移行期の計画がある
④ プログラムの評価と最適化を繰り返す	⑨ 家族も関わっている
⑤ 子どもの興味に応じた遊びを活用する	

（文献4を参考に筆者作成）

③参照）を受けました。ASD が疑われる子どもの早期療育には、さまざまな理論・プログラムがあり効果も実証されていますが、「**どんな特性にどの方法が最適か**」という**直接比較研究は乏しく、多くの場合、いくつかの手法を合わせた折衷的プログラムが実施されています**。理論や手法によらず、効果がある療育の条件として 表23-2 の要素が挙げられています。

　他にも代表的な療育としてソーシャルスキルトレーニング（以下SST）、ライフスキルトレーニング（以下LST）、目と手の協働や書字を標的とした作業療法などが挙げられます。

2.心理社会的治療の対象は子どもだけではない

　極論すれば、薬物以外のすべての介入・治療は心理社会的治療です（ 表23-1 ）。**心理社会的治療の多くは、教育・福祉関係者や家族を巻き込んだ方が効果的かつ効率的ですし、逆にかかりつけ医が診察室でできることには限界があるので、他職種と連携して心理社会的治療に取り組みましょう。**

　V くんの母親は「心理社会治療＝専門家による子どもへの療育」という意識が強いようですが、V くんが言葉とコミュニケーションを獲得した今の時点では、心理社会的治療の主なターゲットは家族です。V くんは順調に発達し、今後の見通しは決して悪くないのに、母親はV くんの可能性を信じることができず、足りないところばかり目について指摘・叱責しています。こうした親子関係が続くと、熱心な母親が原因でV くんが二次障害を起こしかねません。今は、母親がペアレントトレーニングを通じて適切な対応を習得することが最善の心理社会的治療でしょう。**専門家の療育も大切ですが、家族が毎日、上手に対応する方がずっと子どもの成長につながります。**

　今後、V くんの小学校入学に当たっては、学校など関係機関との連携や、支援学級利用や合理的配慮などの環境調整が必要になるかもしれません。

1. かかりつけ医の心理社会的治療は「多職種連携」と「親子の絆」

時々、「自分の診療環境では専門的な療育を提供できないから、発達障害は診られない」という医師に出会うことがあります。しかし、前述のように専門的療育は心理社会的治療の一部に過ぎません。また、医療の枠組みを超えて地域の療育施設と連携すれば、専門的療育を提供することも可能です。

さらに、実施可能な心理社会的治療をすべて導入すれば良いとも限りません。療育プログラムやペアレントトレーニング・コースの受講は、家族の負担も大きく、PCITでは30〜65％が脱落するというデータもあります。また、家族が「習った通りにできなかった」と落ち込んでしまったり、逆に療育マニアになって子どもに無理をさせた結果、家族関係が壊れてしまったりした経験もあります。

筆者は、家族の事情に合わせて複数の心理社会的治療をつまみ食いしながら活用するようにしています。心理社会的治療が成功する鍵は、細かいテクニックではなく親子の絆にあると考えています。

2. 正確な情報を提供する

ネット上には「〜で発達障害が治る」などエビデンスに乏しい情報が氾濫しています。食べ物、サプリメント、キレート剤、ワクチン忌避などは、現時点で子どもの発達障害に対する効果は証明されていません。正確な情報を提供し、副作用の可能性がある介入にブレーキをかけるのも医療の役割です。

まとめ

☐ 心理社会的治療は子どもへの専門的療育だけではありません。他職種と連携して子どもと家族に介入しましょう。

☐ 心理社会的治療は、親子の絆の改善・強化を最優先にして実施しましょう。

文献

1) 榊原洋一ら編著．発達障害の診断と治療 ADHD と ASD．pp206-214．診断と治療社．2023．

2) 齊藤万比古ら編．注意欠如・多動症―ADHD―の診断・治療ガイドライン第5版．p265．じほう．2022．

3) 厚生労働省．児童発達支援ガイドライン．0000171670.pdf (mhlw.go.jp)［最終アクセス2024年12月6日］

4) http://www.uptodate.com/contents: ASD in children and adolescents：Behavioral and educational interventions．

原則＆エビデンス

☐ かかりつけ医は、診断より前に早期支援・介入を始める。
☐ 早期支援・介入は、当たり前の生活・養育環境を整えることから始まる。

症例

3歳男児　Wくん

■ 主訴

発達障害ではないか。

■ これまでの経過

　運動発達の遅れはなかった。1歳6か月健診で有意語がないことを指摘されたが、2歳過ぎてから急速に喋るようになった。最近、アニメの特定の場面だけを繰り返し再生し続けるようになった。同居する祖母に「自閉症のこだわりではないか」と言われて受診した。保育園では対人トラブルや集団活動の困難はないが、「一人遊びが多い」、「サイレンで耳塞ぎをする」と言われている。

W　　：	きりん組です。テツくんとユータくん。
医師：	可愛い女の子、いる？
母親：	テツくんは男の子でしょ。
医師：	待合室で待ってね。バイバイ。
W　　：	「ごきげんよう」って言って。（退室）

母親：父親のアニメが好きで、繰り返し見ているのですが、主人公の女の子が別れ際に「ごきげんよう」って言うんです。それで覚えちゃって。

医師：お父さんの趣味も気になりますが……。

母親：父親の趣味は病気なので、もうあきらめています。でも、Wが3分くらいの同じ場面を毎日1時間以上ずっと繰り返しているのは気になります。一人遊びや耳ふさぎも自閉症の症状じゃないかと心配で……。

解説

1. かかりつけ医は、診断より前に早期支援・介入を始める

Q5でも強調した通り（→P.22参照）、**初回の診察で発達障害と診断するのは容易ではありません。** Wくんは、マイペースで的外れな受け答えやこだわりが目立つ子どもですが、保育園では3歳児として問題なく過ごしています。大人で例えると、仕事はちゃんとできるけど天然キャラで、夜はオタ活に精を出している状態で、これだけで発達障害とは言えません。医学的には「診断はつきませんが、ASDに似た発達特性があります」が正確な評価でしょう。

しかし、**診断がつかないから介入が不要とは限りません。** Korematsuらは、5歳児健診で発達・行動上の課題が見られた子どもたちに積極的な就学支援・介入を行うと、不登校が減少したことを報告[1]しました。これは早期支援・介入により子どもの予後が改善する可能性を示しています。診断の有無にこだわるよりも、**今できる介入を始めることがかかりつけ医の役割です。**

2. 早期支援・介入は、当たり前の生活・養育環境を整えることから始める

発達特性を持つ子どもへの早期支援は、特別な療育を始めることとは限りません。まず、 表24-1 のような基本的生活習慣を確認しましょう。当たり前の生活・養育環境が整っていなければ、子どもは健全に育ちません。特に発達特性のある子どもは暗黙の了解を共有できないので、不健全な習慣を獲得しがちです。

Wくんの場合、1時間もアニメを見続けている、父親の帰りを待って就寝時間が一定しない、休日は朝食を食べないことがあるなどの不適切な生活習慣を是正し、やりとり遊びや外遊びを増やすことをお願いしました。**専門的療育が必要な子どもでも、当たり前の生活・養育環境があってこそ効果が出ることを強調して伝えましょう。**

表24-1 身につけたい基本的生活習慣

基本的生活習慣	目標（例）
睡眠	早寝早起き（休日も同じ時間に起きる） 余裕を持って登校できる時間に起きる
食事	朝食を食べて登校する 食事中はテレビやゲームをしない 自分の食器を自分で流し台に下げる
洗顔・着替え	（休日でも）毎朝顔を洗い、服を着替える
あいさつ・会話	あいさつ、返事、ありがとう、ごめんなさい、教えてくださいが言える 人の目を見て話をする／話を聞く 相手が話し終わってから話し始める
対人関係	人の悪口は言わない 押したり叩いたりつねったりなどの暴力はしない 順番を待つ
お手伝い	毎日決まったお手伝いをする お願いされたことはすぐにやる
交通ルール	道は端を歩く 横断歩道は一度立ち止まってから渡る 寄り道せずに帰る
学習習慣	学校から帰ったら宿題をする 課題は毎日やる
運動	毎日、屋外で体を動かす
DVD・ゲーム・スマホ	ゲームを導入する前にルールを決める （登校前はしない、時間制限、オンラインゲーム・課金の禁止） スマホを持たせる前にルールを決める（親の管理下でルールを学ばせる）
お金	小学校半ばから小遣い制を始め、お金をためてほしいものを買う 小遣い以外のお金を安易に与えない
時間	時間を守って生活する 約束に遅れない

（市河茂樹．外来で診る子どもの発達障害　どこまでどのように診るか？ p 159．羊土社．2021 より）

1.子どものアセスメントと見通しを伝えて、家族のスイッチを入れる

　家族への早期介入も重要です。子どもの発達が気になるけど、「配慮や介入が必要なレベルなのか？」と迷っている家族に対して、子どもの客観的なアセスメントや見通しを説明し、早期支援が必要な場合には少しでも早く家族のスイッチを入れることは、かかりつけ医の大切な役割です。

　筆者は、初診時にあまり発達特性が強くなく、将来の不安を感じない子どもでも、当たり前の生活・養育環境かどうかを確認するようにしています。また現時点では介入する必要性がない場合でも、家族が子どものアセスメントを共有し、適切な対応が取れると確認できるまでは数か月間隔の定期通院を提案しています。

まとめ

- ☐ かかりつけ医は、専門的療育を始める前に当たり前の生活・養育環境を整えるよう助言しましょう。
- ☐ 強い発達特性がなくても、当たり前の生活・養育環境が整っていない場合は定期的な通院を提案してください。

文献

1) Korematsu S. Pre-school development and behavior screening with a consecutive support programs for 5-year-olds reduces the rate of school refusal. Brain Dev 2016; 38(4):373-376.
2) 市河茂樹．外来で診る子どもの発達障害　どこまでどのように診るか？ p159．羊土社．2021．

発達障害の子どもは絶対に叱ってはいけないのですか？
～望ましくない行動への対応法～

原則＆エビデンス

- ☐ 家族は「叱る」よりも有効なフィードバック方法を習得する方が望ましい。
- ☐ 長続きする無理のない子育てを優先する。

症例

9歳（小学4年生）女児　Xちゃん

■主訴
娘（Xちゃん）を叱ってばかりで自分が嫌になる。

■これまでの経過
5歳のとき、こだわりの強さを主訴に初診し、ASDと診断された。知的には高く社会適応も良好で、学校では問題なく過ごしている。自宅ではマイペースに過ごしており、せっかちな母親から叱責されることが多い。母親も娘への接し方に悩んでおり、「相談したい」と母親だけで受診した。

母親：発達障害の子どもは二次障害を起こすから叱っちゃだめなのですか？

医師：そんなわけないでしょう。それは、何からの情報ですか？

母親：ネットです。

医師：でしょうね。もちろん、発達障害の子どもは叱られがちですし、叱る以外のコミュニケーションがなかったら、自己肯定感の低下など二次障害を起こすかもしれません。でも、「ダメ、ゼッタイ」ではないと思いますよ。

母親：この間も、せっかくお友達がお誕生日会に誘ってくれたのに「面倒くさいか

ら行かない」と言うので、私とケンカになって……。大きな声で「だから友達がいないのよ」と怒鳴ってしまいました。でも「別にいいじゃん」って。本当は寂しいと思うんですが。

医師：Xちゃんはソロ活派だから……。お母さんが思うほど寂しいとは限らないかもしれませんが……。その「お誕生日会を断る」行動は、「減らしたい行動」ですか？　それとも「許容できない行動」ですか？

母親：私は……、「許容できない行動」だと思います。

解説

1.「叱る」よりも有効なフィードバック方法を習得する

「叱らない子育て」が推奨される理由は、【症例】の母親が危惧するように、叱られてばかりいると子どもが二次障害を起こすことと、もう一つは子どもの行動変容を促すのに「叱る」のは有効な手段ではないことです。

「叱る」は、子どもの行動に対する評価や改善点を伝える「フィードバック」の一つです。しかし、大きな声で怒鳴ったり一方的に咎めたりして叱るよりも、もっと有効なフィードバックの方法があります。 表25-1 にかかりつけ医が使いやすい技法をまとめました。詳細は拙著を参照してください[1]。

表25-1 外来で使いやすいフィードバックの技法

技法	説明
CCQ	声掛けは Close・Calm・Quiet（近づいて、穏やかに、静かに）行う
I-message	「私は〜と思う」と自分を主語にする
25%の法則	子どもが目標の25%程度実行したら合格と判定してほめる
Slow Acting Message	その瞬間ではなく、5〜10年後の行動変容につながるメッセージ。価値観を養う。
ほめる／無視する／制止する（Q27/ → P.119 参照）	子どもの行動を3つに分類して ・増やしたい行動⇒ほめて正の強化をする ・減らしたい行動⇒無視して負の強化をする ・許容できない行動⇒制止する

例えば、「面倒くさいから行かない」というXちゃんに対し、CCQで「お母さんは、断るにしても他の理由の方がいいと思うよ」、「大人になったらお付き合いで行かなきゃいけない場面もあるのよ」とI-messageを使うと、違う展開があったかもしれません。もしXちゃんが「習い事の発表会があるって言ってもいいかな?」とウソも方便な提案をしたら、25％の法則に従って「その方が、角が立たないね」と軽く承認した後、「行ったらお友達ができるかもしれないから、明日まで考えてみたら」と応じることもできます。これがSlow Acting Messageになって、来年はXちゃんも誕生日会に出席するかもしれません。そのときは「偉いね」と正の強化を行いましょう。

　時間はかかりますが、こうしたフィードバックの方が、ただ「叱る」より有効なことが多いでしょう。

2.長続きする無理のない子育てを優先する

　しかし、親も人間ですから我慢できないときがあります。Xちゃんの母親のようにまじめな人ほど、「頭ではわかっているけど、また叱ってしまった」と無力感に苛まれることがあります。

　18年以上続く子育てでは、継続が一番大切です。自宅でも学校でも叱られる以外の関わりを持てない子どもは二次障害を起こすかもしれませんが、普段の基本的信頼感や家族関係がしっかりしていれば、たまに叱られたから二次障害を起こすわけではありません。家族が「絶対に叱ってはいけない」という極端な理想を追求しているときは、やんわりと「無理していませんか。その子育ては持続可能ですか」と声をかけましょう。

私はこうしている

1.家族が子どもを叱らずに済むように、子どもの理解を促す

　Xちゃんの母親とは、これまでも「ほめる／無視する／制止する（Q27／→P.119参照）」を使ってフィードバックのやり方を話し合ってきました。今回、母親は「友達のお誕生日会を断る」というXちゃんの行動を「許容できない行動」と判断しましたが、この判断は適切でしょうか。

　通常、「許容できない行動」は自傷・他害や触法行為などを指します。しかし、「許容できない行動」と「減らしたい行動」の境界は家族の価値観によって変動します。さらに、家族の子どもに対する理解度にも影響されます。

　ASDのXちゃんにとって、自分のペースを崩されるお友達のお誕生日会は、定型発

達の子どもよりもずっと苦痛な時間です。その点を理解していれば、母親の価値観では「許容できない行動」でも、「Xには苦痛だろう」と考えて「減らしたい行動」と判断したかもしれません。

このように、子どもへの理解によって家族の対応が変わる場面はたくさんあります。発達障害の診療ではよく「実に小さなことで大ゲンカしているなぁ」と感じますが、根底に家族の子ども・発達障害への理解不足がある場合もあります。子どもへの理解を促すのは医療の役割です。

| 2.子どもに叱責や失敗を乗り越える力をつける

発達障害の子育てでは、「叱ってはいけない」と同じように「失敗体験をさせない」ことも大切と言われています。その通りなのですが、社会に出た後に叱責や失敗を経験せずに生きることはできません。時々、失敗体験をゼロにするために、あらゆることを回避したり、周囲に過剰な配慮を求めたりする家族に出会いますが、本当に子どものためになっているか疑問です。

子育ての目標は叱責や失敗を乗り越える力をつけることなので、過度の失敗体験を重ねることは避けるとしても、ある程度の叱責や挑戦に伴う失敗体験は必要です。その**さじ加減を調整するのも医療の役割でしょう。**

> **まとめ**
>
> ☐ 家族が叱らずに子育てできるように、子どもの理解と有効なフィードバック方法の習得を促しましょう。
> ☐ 子どもが叱責や失敗を乗り越える力をつけるためにも、ある程度の挑戦は必要です。

文献

1) 市河茂樹. 外来で診る子どもの発達障害　どこまでどのように診るか? pp158-168. 羊土社. 2021.

合理的配慮とは
どんなことをするのですか?

☐ 合理的配慮とは、個人の障害に合わせて行われる配慮である。

☐ 合理的配慮は、過重な負担がかからない範囲で提供される。

症例

7歳（小学2年生）男児　Yくん

■主訴

合理的配慮を受けるための診断書を書いてほしい。

■これまでの経過

　幼児期から言語発達・基本的生活習慣の習得はゆっくりだった。就学相談では FIQ：65で「特別支援学級が適切」と判定されたが、両親はインクルーシブ教育の 理念に賛同して通常学級で入学した。小学2年生の後半から登校渋りや学力の遅れ が目立ち、学校から特別支援学級（知的障害）への移籍を勧められた。

Y　　：宿題が終わらない。わかんない（退室）。

医師：夜寝るのが遅くなる?

母親：毎日、夜遅く23時まで泣きながらやっています。宿題が多すぎるから、合 理的配慮で減らすようにお願いしたら、「通常学級では難しい」と言われま した。診断書があれば学校の対応も変わるかと思って受診しました。

医師：他にどんな合理的配慮をお願いしようと思っていらっしゃいますか?

母親：読み書きが苦手だから、タブレットの読み上げ機能の使用と、黒板の写真 撮影をお願いしたいです。

医師：Yくんは……、言葉の指示ならスムーズに理解して行動できますか?

父親：そうでもありません。カードを使ってもダメでした。実は、自宅で今みたいな合理的配慮を使って学習させましたが、算数も漢字も時計も覚えられませんでした。私は来年は小学3年生の内容を勉強をさせるより、特別支援学級で本人のペースで学習した方がYのためになると思います。

医師：ご両親で意見の違いがあるようですね。まずYくんについて、医療のアセスメントを説明させてください。

解説

1.合理的配慮とは、個人の障害に合わせて行われる配慮である

　合理的配慮は、すべての障害者が教育や就業などの社会生活に平等に参加できるために、個人の障害に合わせて行われる「当然の配慮」のことです[1]。子どもの発達障害では、主に学校で提供してもらう配慮を指し、環境調整の一部と言えます。

　合理的配慮は、①子ども・家族からの申請（±根拠となる資料の提出）、②学校との話し合い、③合理的配慮の実施、④効果判定と改善の順で行われます。学校が提案してくれることもありますが、原則として子ども・家族からの申請が必要です。

　根拠となる資料は、障害者手帳や医師の診断書、検査結果、これまで受けてきた支援内容、自身で記載した客観的な説明文書などです。Yちゃんは医師の診断書を作成してもらうことを希望して受診されました。

　合理的配慮は「本人の困りごと」に応じて提供されるため、必ずしも医学的診断が必須ではありません。しかし、地域によっては医師の診断書・意見書を求められます。意見書の実例は文献1を参考にしてください。

　学校における合理的配慮の代表例を 表26-1 にまとめました。また、内閣府のホームページにも具体例が掲載されています[2]。

表26-1 学校における合理的配慮の例

困りごと	合理的配慮
見通しを立てるのが苦手	スケジュールや指示を視覚化する
切り替えができない	作業終了の3分前に合図の声かけをする
初めてのことが苦手	事前に写真や動画で予告や説明をする 授業中の個人発表を免除する 事前に校外学習先を家族と訪問する
パニックやかんしゃく	事前に予告・説明して見通しを持たせる クールダウンスペースを配置する
集中できない	座席の配置や掲示物を工夫する 支援員が声かけをする
じっと座っていられない	椅子や座面クッションの工夫 許可を得て廊下を歩いて戻ってくる
音が気になる（聴覚過敏）	イヤーマフの使用 静かな休憩スペースの配置 行事の部分参加・リモート参加
触覚過敏がある	制服や体操服を着られる服に変更する 柔道など身体接触のある授業の免除
偏食がある（味覚）	給食の代わりに弁当を持参する
忘れ物が多い	教員と家族が忘れ物チェックシートを共有
学習（読み書き）が苦手	ICT機器の利用 ・板書の撮影　・デジタルペン ・デジタル教科書の読み上げ機能 ・キーボード・フリック入力 ・フォントや文字サイズの調整 学習／宿題の量を調整する 学習進度を調整する テストを受けるときに配慮を受ける ・別室受験　・ルビ振り　・時間延長 ・問題の読み上げと言葉による回答 ・罫線や色分けされた解答用紙を使う
不器用・運動が苦手	使いやすい文房具の紹介する 体育の競争や代表演技を免除する

2. 合理的配慮は、過重な負担がかからない範囲で提供される

　合理的配慮は障害者の権利ですが、根拠となる障害者差別解消法には「過重な負担がかからない範囲で」提供されると記されており、申請すれば実施されるとは限りません。「過重な負担」の線引きは難しいので、実際には子ども・家族と学校が話し合って具体的な内容を決めています。

　また、**教育における合理的配慮は「教育の本質や評価基準を変えない」範囲で行われます。**読字障害の子どもがルビを振ったテストを受けるのは妥当な合理的配慮ですが、そうして受験した入学試験で点数が足りなければ不合格になります。Yちゃんの「宿題を減らしてもらう」という提案は、宿題提出が通常学級の評価基準の一つであれば教育の本質を変えることになるので、合理的配慮として提供できない可能性があります。特別支援学級であれば、個別の教育支援計画が適応されるので宿題を減らしてもらえるでしょう。

私はこうしている

1. 成長に合わせて配慮を調整する

　合理的配慮などの環境調整により、発達障害の子どもたちのQOLは向上します。パニックや逸脱行動が減り、学力も向上することは珍しくありません。しかし、いつまでも配慮を受け続けていいのか？　という問題も出てきます。実際、学年トップの成績なのにテスト時間を延長してもらうなど、家族が子どもの発達特性を過大視し、過剰な合理的配慮を要求していると感じるケースも経験しました。

　企業にも合理的配慮の義務があるので、大人になっても合理的配慮を受けることはできます。しかし、同僚との公平性、同一労働同一賃金の原則、前述の「（合理的配慮の有無にかかわらず）評価基準を変えない」ことを鑑みると、就労条件やキャリアに影響する可能性は否定できません。**成長に伴って合理的配慮の必要性を見直し、調整する方が子どものためになる場合もあるでしょう。**

2. 合理的配慮を提供する学校側にも配慮する

　日本小児科学会の調査[3]には、「通常学級内での合理的配慮は現実には不可能」という学校現場の意見が寄せられました。実際に学校を訪問すると、30人の子どもたちを相手に授業を進めながら、一人ひとりに配慮している先生方の姿には頭が下がると同時に、限界も感じます。

　例えば一人に合理的配慮を行うには、他の子どもたちの理解・協力が必要です。し

かし、クラス全体に説明しようとすると、当事者の家族から「障害は個人情報だから」と反対されることもあるそうです。**小さな合理的配慮でも学校の負担は大きい**ことを理解し、本当に合理的配慮が必要なのか／適切なのかを医療の立場から客観的に判断し、助言する必要があります。

　Yちゃんは ID であり、すでに発達段階と授業内容が解離しています。通常学級の中で合理的配慮を工夫して学年相当の学習をするより、父親の言う通り特別支援学級で本人の理解度に合わせた学習をする方が、つまり環境調整をした方がYちゃんのためになりそうです。子ども同士の交流を大切にするのであれば、国語・算数以外の時間は通常学級で過ごしても良いでしょう。【症例】では、医療としてYちゃんの診断を告知して合理的配慮の申請と同時に特別支援学級への移籍を提案しました。

まとめ

- ☐ 合理的配慮は障害者の権利であり、学校における合理的配慮は発達障害の子どもの QOL を向上させてくれます。
- ☐ 子どもの客観的評価や成長に応じて合理的配慮を調整しましょう。

文献

1) 平岩幹男．Dr.平岩 動画で直伝　子どもの発達障害—外来診療の工夫．pp219-227．中山書店，2022．
2) 内閣府．合理的配慮の提供等事例集．
https://www.8.cao.go.jp/shougai/suishin/jirei/example.html ［最終アクセス 2024 年 12 月 6 日］
3) 市河茂樹ら．日本小児科学会小児医療委員会報告：小中学校・特別支援学校教職員を対象とした「教育と医療の連携」に関する web 調査．日児誌 2024; 128(5): 767-776．

子どもの行動に「どう対応したらよいか」と聞かれたら？

原則＆エビデンス

- ☐ しつけの基本である「オペラント条件付け」を活用して対応する。
- ☐ 応用行動分析を活用して振り返りをする。

症例

9歳（小学4年生）女児　Zちゃん

■ 主訴

校外学習で気持ち悪くなって倒れた。

■ これまでの経過

運動・言語発達の遅れはなかった。5歳のときにこだわりと聴覚過敏を主訴に受診し、ASDの診断で定期通院している。学力は問題ないが、たまに勘違いが原因で対人トラブルがある。不安になると感覚過敏が強くなるのでイヤーマフを使用することがある。

> Z ：校外学習で水族館に行ったら、においがきつくて。「臭い」って言ったらみんなににらまれたので、無理してついて行ったら気持ち悪くなって倒れた。保健の先生が外に出してくれて、しばらくしたら治った。みんなは「平気、何のにおいもしない」って言うから、ビックリした。
>
> 医師：Zちゃんは違いがわかる女だからねぇ。それで、どうなったの？
>
> Z ：先生が「よく頑張ったね。でも次は、早めに先生に教えてね」って。
>
> 医師：そうですか。それで、Zちゃんは次の校外学習も行けそうかい？
>
> Z ：次は秋に国会議事堂に行くけど……。臭いがひどくなければいけると思う。
>
> 医師：素晴らしい。先生はZちゃんが前向きなのがとても良いと思います。
>
> 母親：でも、もう少しで救急車ですよね。どうしたらよかったでしょうか？

1. しつけの基本である「オペラント条件付け」を活用して対応する

　子どものある行動に対して周りが「（子どもにとって）嬉しい対応」あるいは「嬉しくない対応」をすることで、次からその行動を増やしたり減らしたりしようとすることをオペラント条件付けと言います（表27-1・表27-2）。

　表27-2 の①は望ましい行動を強化し、②は望ましい行動を弱化、③は望ましくない行動を強化、④は望ましくない行動が望ましい行動に変化するのを待って強化しています。この考え方に基づいて、ペアレントトレーニングでは子どもの行動を3つに分類して、以下のように対応することを勧めています。

- ・増やしたい行動　⇒ほめたり、ご褒美をあげたりして強化する
- ・減らしたい行動　⇒無視して弱化する
- ・許容できない行動⇒制止する

　外来で「どのように対応したらよかったか」と相談されたときには、「お子さんのその行動は、増やしたい／減らしたい／許容できない、のどれに当たりますか」と聞いてみましょう。詳細は拙著を参考にしてください[1]。

表27-1　オペラント条件付けの考え方

ある行動の後で	起きる	なくなる
嬉しいことが	その行動は増える（強化）	その行動は減る（弱化）
嬉しくないことが	その行動は減る（弱化）	その行動は増える（強化）

表27-2　オペラント条件付けの例

	子どもの行動	周りの対応（結果）	次の行動
①	妹の世話をした	「偉いね」とほめた	もっと世話をする
②	妹の世話をした	「余計なことをするな」と叱責	世話をしなくなる
③	お菓子が欲しくて暴れた	お菓子を与えた	要求を通すために、暴れる
④	お菓子が欲しくて暴れた	落ち着くまで待って、「我慢できたね」とほめた	我慢できるようになる

2.応用行動分析を活用して振り返りをしよう

子どもの行動をさらに掘り下げる方法として、応用行動分析を紹介します。**応用行動分析では、出来事を①先行条件（Antecedent）、②行動（Behavior）、③結果（Consequence）に沿って分析し、介入点を探します。** 頭文字を取って、「ABC分析」とも言いますが、発達障害の有無にかかわらず、どんな子どもにも、どんな出来事にも活用できます。

Zちゃんのエピソードを、応用行動分析を活用して分析しました（**図27-1**）。

図27-1 応用行動分析

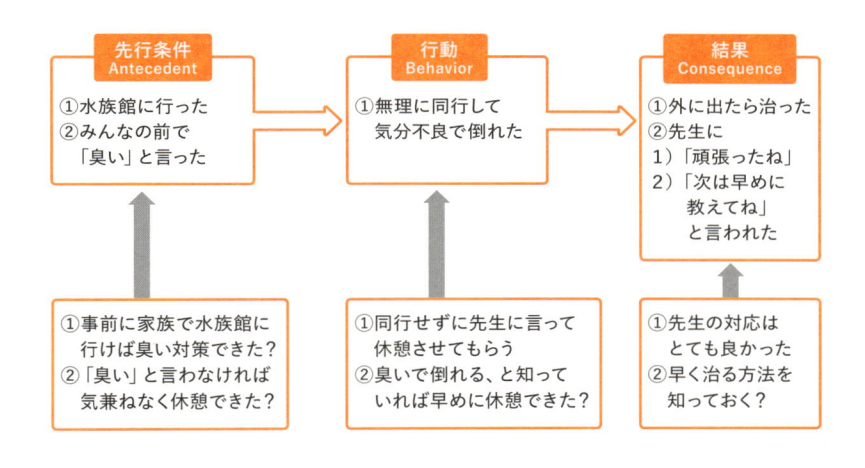

例えば、あらかじめ家族と一緒に水族館に行ってみると、どうしても我慢できなければ不参加、あるいは先生に先回りして声かけしてもらうなどの対策ができたかもしれません。振り返りでは「次に同じことが起きないように」どうしたらよいか、と建設的に話し合いましょう。外来で繰り返すと自宅でできるようになる家庭もあります。

先行条件を整えたり、望ましい行動を相談したりできるので、オペラント条件付けよりも年長の子どもに使いやすい手法です。

私はこうしている

1.応用行動分析とオペラント条件付けを組み合わせて振り返る

Zちゃんが倒れたとき、もし先生や家族に叱責されたり、クラスメイトにからかわれたりしたら、Zちゃんはますます初めての場所が苦手になったかもしれません。今回、先

生が「苦手な臭いがしたのに、よく頑張った」と部分的にほめてくれ、さらに「気分が悪くなったら早く教えてね」と望ましい行動を教えてくれたことは、オペラント条件付けの基本通りの適切な対応でした。

外来でも応用行動分析で振り返りをした後に、「建設的な振り返りができた」、「次の校外学習にも参加する前向きの姿勢が偉い」と困難を乗り越える行動を強化しました。今回のエピソードはどちらかというと失敗体験ですが、それを乗り越えて次につなげることが重要で、その鍵は周りの対応にかかっています。

不器用や感覚過敏など発達障害特有の症状を克服するには、小さい挑戦の積み重ねが必要です。 筆者は、オペラント条件付けと応用行動分析を利用しながら小さな挑戦を強化しています。

まとめ

☐ オペラント条件付けと応用行動分析は、「しつけ」・「振り返り」の基本です。汎用性が高いので、外来や自宅で活用しましょう。

☐ 望ましくない行動の振り返りは粗探しで終わらず、次の行動変容につなげましょう。

文献

1) 市河茂樹．外来で診る子どもの発達障害　どこまでどのように診るか？ pp158-168．羊土社．2021．

通常学級と特別支援学級、特別支援学校など進路について意見を求められたら？

原則＆エビデンス

☐ 特別支援教育の適否について、医療はアドバイザーである。

☐ 個別性の高い問題なので一人ひとり、1年1年しっかり話し合う。

症例

8歳（小学2年生）男児　AAくん

■主訴

いつまで特別支援学級を利用したらよいか。

■これまでの経過

運動・言語発達の遅れはなかった。幼稚園ではかんしゃく・対人トラブルが多く、運動会などの行事には張り切って参加するが上手にできなくて泣いていた。自宅でも同じことを何回も注意しないといけない。小学校入学前に知能検査を実施して特別支援学級を勧められ、そのまま小学2年生になった。いつまでも特別支援学級在籍で良いのか、心配になり病院を受診した。

AA：学校は楽しいよ。あおぞら学級では1ページやったらトマトに水をあげに行く。2年生の教室は先生が怖い（退室）。

母親：楽しそうに登校しています。お友達と喧嘩することもないし、授業も受けています。でも、まだ1年生の内容を勉強していて、繰り上がりの足し算も時計もできません。これでは支援学級に行っている意味がないし、周りからどんどん遅れちゃって……。それなら通常学級の方がいいかな？と感じています。

医師：う～ん、その問題について学校側とは話し合いされましたか？

母親：担任は「ご家族が強くご希望なら、教育委員会に相談できますが……」と移籍には消極的でした。

医師：AAくんの「あおぞら学級」は、知的ですか？　自閉／情緒学級ですか？

母親：それは……、知らないです。特別支援学級に種類があるのですか？

医師：就学前の知能検査を見せてください。

解説

1. 特別支援教育の適否について、医療はアドバイザーである

　発達障害の診療では、よく「特別支援学級を利用するべきか」、あるいは「特別支援学校に行くべきか」という相談を受けます。表28-1に発達障害の子どもの選択肢をまとめました（視覚障害・肢体不自由学級など発達障害以外の障害は割愛しました）。公立小学校では、通常学級に在籍するASD・ADHD・sLDを対象としたLA（通級指導）教室が設置されている学校もあります。LA教室対象児は、普段は通常学級で授業を受けており、LA教室の時間だけ個人に合わせた特別支援（SSTやアンガーコントロールなど）受けます。なお、IDはLA教室の対象ではありません。

　通常学級に在籍する子どもは学習指導要領に沿った教育課程を受けなければいけません。また、制度上は通常学級でも合理的配慮を受けられますが、現実には個別の配慮は困難な場合もあります。

　特別支援学級では、学習指導要領に縛られず、個人のニーズに合った個別の教育課程で学習や活動が可能です。また国語・算数だけ特別支援学級で学習し、それ以

表28-1　発達障害の子どもの学校における選択肢

		対象者	クラスの人数	教育内容
公立 小中学校	通常学級	全児童生徒	30 ～ 40人	学習指導要領
	特別支援学級（知的）	ID・境界域知能	最大8人	個別の教育課程
	特別支援学級 （自閉／情緒）	ASD 情緒障害※	最大8人	個別の教育課程
特別支援学校		知的障害	最大6人	個別の教育課程

※知的障害がないADHDやsLDは自閉／情緒学級の対象者

外は通常学級で過ごすこともできます。

　在籍する学級・学校は、まず市町村の教育支援委員会が子どもの行動観察、知能検査や社会生活能力検査、在籍校の意見に基づいて教育ニーズに適した学級を判定し、その結果を受けて教育委員会と家族が話し合って決定されます。教育機関から公式な判定基準は明示されておらず、医療から見た一応の目安は文献1〜2に示されていますが、地域差が大きいのが実情でしょう。**教育支援委員会の判定に強制力はないので、家族の希望で判定とは違う学級に在籍することもあります。**

　特別支援学校（小中等部）の多くはIDが対象なので、病弱・肢体不自由を対象とした特別支援学校もあります。重度のASDで社会適応機能が低くても知的に高ければ原則として入学できません。

　特別支援教育の対象者は教育ニーズによって判断されます。特別支援学校の入学も、療育手帳の取得で判断されることが多く、必ずしも医学的診断は必要ありません（地域によっては医師の意見書を求められます）。

　このように【症例】の相談について医療に決定権はありません。教育現場を混乱させたり、学校と家族の関係を悪化させたりしないよう、医療はアドバイザーとして関わる姿勢が大切です。

2.個別性の高い問題なので一人ひとり、1年1年しっかり話し合う

　特別支援学級が適切と判定されても通常学級で問題なく学習が進む子どももいれば、判定通り特別支援学級に在籍しても担任と相性が悪くて不登校になってしまうこともあります。**地域性・個別性が高く、さらに成長に伴って教育ニーズも変わっていくので、子ども一人ひとりについて、1年1年しっかり話し合う**ようにしましょう。

私はこうしている

1.医療のアセスメントを家族と学校にも共有してもらう

　学校の処遇は子どもの人生に関わる重要な問題なので、医療の立場から子どもをアセスメントし、家族や学校と共有することは大切です。

　AAくんの就学前の知能検査（WIPPSI-Ⅲ）では、全検査IQは63でした。下位検査の凸凹はありますが、AAくんはIDの可能性があります。小学3年生以降、学習指導要領に沿った学年相当の学習を確実に習得することは難しいでしょう。むしろ、特別支援学級に在籍して個別の教育課程に沿った学習が望ましい子どもです。母親は「学力が伸びないなら支援学級に在籍している意味がない」と感じていますが、「支援学

級で学習しているから平仮名・カタカナの読み書きができるようになった」と捉えるべきです。【症例】では、AAくんは特別支援学級で学習を続けることが望ましいと伝え、母親も通常学級移籍の要望を取り下げました。職務上、学校がIDの告知をできず家族の理解を得るのに苦慮していた部分を、医療の助言で補うことができたケースです。

　学校と医療のアセスメントが食い違ったときは、直接学校の先生と話し合うか、「〜の理由から特別支援学級の利用が望ましいと考えます。ご検討お願いします」という意見書を作成して対応しています。最終的に決め手がないくらい微妙な子どもの場合、セーフティネットのつもりで支援が手厚い方を推奨し、1年ずつ様子を見て判断するようにしています。

まとめ

- ☐ 制度上、医療に特別支援教育の適否や進路の決定権はありません。
- ☐ 医療のアセスメントを家族や学校に共有してもらい、学校制度や地域性を理解して医療の立場から助言しましょう。

文献

1)　市河茂樹．外来で診る子どもの発達障害　どこまでどのように診るか？ pp95-102．羊土社．2021．
2)　横山浩之．発達障害の臨床．pp125-128．診断と治療社．2020．

進学・進級前にあらかじめ伝えておくことはありますか？

原則＆エビデンス

- ☐ 小学校入学前に、生活習慣の見直しと小学校生活の練習をする。
- ☐ 中学生は、親離れ／子離れを意識して大人になる準備を始める。

症例

6歳（幼稚園年長）女児　BBちゃん

■主訴

小学校入学前にできることはあるか？

■これまでの経過

4歳のとき、こだわりと集団活動を嫌がることを主訴に初診し、ASDと診断された。徐々に幼稚園の生活は安定したが、興味のないことには参加しない。マイペースなので特別支援学級（自閉／情緒）で入学することが決まった。

BB ：4月から1年生だよ。小学校は、お家を出て左に行って（中略）神社の向かい側だよ。毎日お参りしてから学校に行きたい！（後略・退室）
医師：長い説明でしたね。でも、通学路はわかっているようで安心しました。
母親：今の説明は車で行くときの道順で、すごい遠回りになります。
医師：入学する前に通学路を確認して、一緒に練習しておいてくださいね。
母親：きっと、入学したら色々と問題が起きると思います。勉強はそんなに期待せず、元気に通ってくれたらいいな、と思っています。
医師：もちろん元気が一番ですが……。でも、お勉強も大事ですよ。
母親：両親とも大して勉強してないのに、娘にそんなことは言えません。

医師：ご自分のことは棚に上げて結構ですから、「勉強する」と「先生の言うことを聞く」の2つは言い聞かせて入学させましょう。学習習慣がなくて勉強がわからないと、何年かしてから学校が辛くなりますよ。

解説

1. 小学校入学前に、生活習慣の見直しと小学校生活の練習をしよう

幼稚園／保育園までと違い、小学校では「可愛いだけではダメ」です。年長さんの後半には、表29-1 のような小学校入学の準備を始めましょう。

小学校では、①時間感覚（スピード感）、②学習を含めた興味のないことへの参加、③自分で行動する（手伝ってもらえない）ことが求められます。年長さんのうちに、タイマーや砂時計を使って時間で動く、20～30分で給食を食べる、平仮名の練習をしながら座って読み書きするなど、家庭でできる学校生活の準備を始めるとよいでしょう。最近は「気になる子ども」を対象に学校生活を体験し、準備の助言をしてくれる市町村もあります。

また早起きや登下校の練習など小学校に合わせた生活習慣や、「学校では先生の言うことを聞く、嫌なことも頑張る」のような小学生になる心の準備も大切です。

2. 中学生は、親離れ／子離れを意識して大人になる準備を始める

小学生の間は家族や学校の手厚い支援を受けていた子どもも、中学生になると大人になる準備を始めなければなりません。例えば部活動で厳しい上下関係を、あるいは

表29-1 小学校入学前に身につけること

基本的生活習慣	早寝早起き・朝ごはん
	あいさつと返事
	歯磨き・着替えなどの身辺処理
	メディア視聴のルール
	お手伝い
小学校生活の練習	時間で動く（時間割・行動の切り替え・給食）
	勉強をする（座る、準備する、聞く、書く、準備する）
	自分で行動する（整理整頓、指示で行動する、自分の意見や判断で行動する）
小学校に向けた生活習慣	学校に間に合う時間に早起きする・一人でも登下校できる
小学校に向けた心の準備	「学校では嫌なことでも頑張る」「学校の先生の言うことは聞く」

大会に出場するために遠征してお金や時間を扱う経験を積み、家族以外の大人や同年代の子どもから多くを学ぶようになります。このタイミングで家族も気持ちを切り替え、お互いに親離れ／子離れを始めることが必要です。

実際、制度上は同じはずの教育的支援や合理的配慮も、中学校からは手薄になる傾向があります。毎年、小学校と同じ支援を要望して中学校に「それでは本人のためにならない」と言われてショックを受けるご家族に出会います。一人ひとりの状況にもよりますが、**「少しずつ支援を減らして、自分の力を試す」**経験を積ませる時期です。入学前に、子どもには「自分でできることを増やしていこう。なるべく部活動に参加しよう、できれば運動部に入りましょう」、家族には「本人の力を試す時期だから、失敗を見守る気持ちで手を離しましょう。でも、本当に困ったときにはすぐ支援できるように、目は離さないようにしてください」と伝えましょう。

私はこうしている

1. 新学期から2か月は頑張ろう

新しいことが苦手な発達障害の子どもは、新学期が苦手です。新しい担任やクラスメイト、新しい集団で目に見えないルールが作られていく過程に戸惑い、登校を渋ったり、情緒が不安定になったりします。

そんなとき、筆者は慌てて学校を休ませたり、学校に環境調整を要望したりするのではなく、**子どもが何とか頑張れそうなら2か月は様子を見る**ようにお願いしています。6月になっても安定しないときは、環境調整などの介入を始めましょう。毎年、新学期が落ち着かない子どもは5月のゴールデンウイーク前後に、新入学の子どもは6月初旬までに受診してもらっています。もちろん「2か月は何が何でも頑張らせろ」というわけではなく、「子どもが頑張れそうにない」ときは、連絡してもらい、予約を早めて数日中に対応しています。

まとめ

- ☐ 小学校／中学校入学で直面する課題を事前に予告し、少し先取りして余裕のある進学／新学期を目指しましょう。
- ☐ 新しい環境になじむまで、可能なら2か月は経過観察。5〜6月に一度受診してもらいましょう。

勉強が苦手／嫌いな子どもにかかりつけ医ができることはありますか？

原則＆エビデンス

☐ 学力不振の背景にあるIDやADHDを見逃さない。
☐ 学校への意見書を通じて、学習支援や合理的配慮をお願いする。

症例

9歳（小学4年生）男児　CCくん

■ **主訴**

勉強しても身につかない

■ **これまでの経過**

　就学までは問題を感じたことはなかった。入学後、平仮名・カタカナの習得や計算問題は人並みに習得したが、小学3年生から成績が落ちて平均点に届かない。毎日、塾講師の両親が勉強を教え、その場では「わかった」と言うが、翌日には忘れている。学習障害を疑って病院を受診した。

ＣＣ ：学校は楽しい。勉強も嫌いじゃないけど、頭で考えるのは得意じゃない。

父親 ：夫婦で塾をやっているので、たくさんの子どもを見てきましたが、CCは何か違います。やる気もあるし素直に取り組むけど、成果が出ない。

医師 ：なるほど。CCくん、この色のついたカードを乗せると教科書が読みやすくなったりするかな？

ＣＣ ：赤いのはそうでもない。青もダメ。緑はちょっといいかも？

医師 ：こっちの色のついたルーペはどう？　色を教科書の行に合わせて……。

ＣＣ：字が大きくなった！　上と下の行が重ならないから読みやすい。

医師：使うと勉強がやりやすくなるかもね。待合室で待っていてください。

父親：今のは、何ですか？

医師：時々、白地に黒文字の教科書の文字が読み取りにくい子どもがいます。カラーチャートやカラールーペを使うと読みやすくなるようですよ。

母親：やはり学習障害ですか？

医師：どうでしょう。CCくんのことを詳しく教えてください。

解説

1.学力不振の背景にあるIDやADHDを見逃さない

学習困難を主訴に医療を受診する子どもは増えています。発達障害が専門の医師の中には、学校の先生の前で模範授業をしたり、外来で学習指導ができたりするスーパードクターもいらっしゃいますが、一般的には、**学習指導は医療ではなく学校や塾の役割であり、少なくともかかりつけ医の役割ではありません。**

学習の困難を相談されたとき、**私たちかかりつけ医の最初の役割は、背景にあるIDやADHDを見逃さないことです。** ADHDであれば薬物で学力が向上する場合もありますし、休憩を入れつつ興味のある事柄から学習を進めると効果があるかもしれません。また、IDであれば到達できる学力には限度がある（Q20/→P.86参照）ので、目標設定を見直して子どもに過度な負担をかけないことが大切です。

CCくんに知能検査のWISC-Vを実施したところ、全検査IQは73で境界域知能と判定されました。文字の見えにくさもありそうですが、学力不振の根本的な原因は知的な問題でしょう。平均点の少し下くらいの点数を取っているのであれば、CCくんはよく頑張っていると言えます。

2.学校への意見書を通じて、学習支援や合理的配慮をお願いする

勉強が苦手な子どもに介入しないと、勉強が嫌いになり、ますます学力が落ちていきます。学校では学習の時間が大部分を占めるので、学校が楽しくなくなり、自己肯定感の低下や不登校につながるので、勉強が苦手な子どもには早期の介入が大切です。

かかりつけ医に学習指導はできませんが、sLD、ID、ADHD、その他の理由で学習が苦手な子どもを見つけたら、意見書を通じて早めに学校に伝えることは可能です。【症例】のようにカラーチャート（文字の上に乗せる薄い色付きシート）やカラールーペ（色

のついた細長い拡大鏡を行に合わせると文字が拡大される）、授業中のイヤーマフ（教室内の騒音を遮断して先生の声に集中させる）など、簡単な合理的配慮も一緒に依頼できるかもしれません。合理的配慮を含めた、かかりつけ医にできるsLDへの対応は拙著を参照してください[1]。

私はこうしている

1. 子どもと家族に学力以外の価値観を提案する

　子どもが社会に出たとき、小学校高学年以上の学力を必要とする職業はごくわずかです。また、少々読み書きや計算が苦手でも、スマホが1台あれば日常生活で支障が出ることは滅多にありません。

　学力は大切ですが、それよりも毎日登校して自己肯定感を育み、健全に成長する方がもっと大切です。筆者は学力不振を相談されたとき、上記のような学力を向上させる取り組みと同時に、学力以外の価値観を提案するようにしています。

　CCくんは、両親が期待するほどの成績ではないかもしれませんが、素直でまじめな小学3年生です。無理に勉強させて失敗体験を重ね、反抗的になるくらいなら、人より時間をかけてでも学習の基礎を着実に身につけて社会に出られるように育てることが大切です。

　【症例】では上記診断を告知し、目標設定を見直しました。後日、母親は「勉強を教えていると冷静ではいられず、叱ってばかりいました。私の役目は無理に勉強をさせることではなく、苦手でも勉強を嫌いにならずに続けさせることだとわかりました」と話してくれました。

まとめ

- ☐ 学習指導は、かかりつけ医の役割ではありません。しかし、ADHDやIDを見逃さず、周囲の理解を深めて継続的に学習できる環境を設定しましょう。
- ☐ 学力向上の取り組みと同時に、学力以外の価値観を提示して健全に成長するお手伝いをしましょう。

文献

1) 市河茂樹. 外来で診る子どもの発達障害 どこまでどのように診るか？ pp77-87. 羊土社. 2021.

第6章

治療と支援②

～薬物治療～

どんなときに薬物治療を始めるのですか?

原則&エビデンス

- ☐ 処方する医師が、子どもの診断や病態を十分に把握できている。
- ☐ 心理社会的介入の効果が不十分[1-3]である。
- ☐ 子どもとして最低限の日常生活に支障がある。
- ☐ and/or本来の能力を発揮できていない。

症例

9歳男児（小学3年生）DDくん

■ 主訴

ADHDの薬を飲みたい。

■ これまでの経過

小学1年生のときに「授業中の離席」を主訴に初診し、ADHDと診断された。知的能力は高く（FIQ：128）、日常生活に支障がないため薬物は始めず、経過観察していた。

DD　：先生、オレ、ADHDの薬が飲みたい。

医師：どうして?　何か社会的に許されない大事件でも起こしたの?

DD　：友達が薬を飲んだら成績が上がった!　オレも勉強ができるようになりたいから、薬を飲みたい。

母親：お薬でDDの能力を引き出せるなら試してみたいです。

医師：なるほど。日常生活に支障はないけど……ということですね。

1. 診断・病態の把握

抗ADHD薬はADHDの多動には非常に有効です。しかし、愛着障害の多動にはほとんど効きませんし、睡眠障害の場合には不眠を助長するかもしれません。子どもに不利益を生じさせないためにも、**薬物を始める前に子どもの診断や病態をしっかりと把握することが大切です。**

2. 心理社会的介入の併用

国内外のADHDガイドライン[1,2]では、**まず行動療法など心理社会的介入を行い、効果不十分なときに薬物治療を検討する**ことが推奨されています。

ASDでは、ADHDと違って薬物で発達特性自体を改善させることはできません。薬物治療は易刺激性（イライラやかんしゃく）など問題行動に対する対症療法です。**問題行動にはその子なりの原因があるので「非薬物的（心理社会的）な治療の可能性を探るのが原則」です**[3]。ASDでも、心理社会的加入で改善が見られないときに薬物治療を検討しましょう。

ADHD、ASDだけでなく、IDや愛着の問題、精神疾患においても薬物療法は心理社会的介入が効果不十分のときに始めるのが基本的な考え方です。

3. 薬物の絶対的適応と相対的適応

1・2を行った後、それでも多動による頻回の危険行為や、ASDのかんしゃくで教室にいられないなど、**最低限の日常生活が送れないようなら、薬物治療の対象です（絶対的適応）。**時には強めに薬物を推奨する必要があるかもしれません。

DDくんには薬物の絶対的適応はありません。しかし、成績は中の下で、高い知的能力を鑑みると能力を発揮できていない状態です。原因はADHDの集中困難でしょう。

抗ADHD薬を飲み始めると、DDくんの成績は上位になり、生活機能、家族関係、自己肯定感も改善しました。このように**薬物にはその子どもの能力を引き出すための使い方もあります（相対的適応）。**

中学生以降、何度も話し合いましたが、DDくんは自分で「薬を飲みながら質の高い人生を送る」と決めて、服薬を継続しながら難関大学を経て、今は専門職に就いています。このように、相対的適応では長期間の内服が前提になるので、事前に子ども・保護者としっかり話し合う必要があります。

1.早めに薬物治療を始めることもある

前項と矛盾するようですが、筆者は、以下のような場合は閾値を下げて早めに薬物治療を始めることがあります。

- 保護者／子どもの知的・精神的・社会的問題から有効な心理社会的介入が困難と予想される場合
- 不定愁訴などの身体症状や睡眠障害、抑うつ、強迫性障害など二次障害が前面に出ている場合
- 心理社会的介入の効果を待つ時間的余裕がない場合

特に保護者が子どもの行動に疲弊して「子どもを可愛いと思えない」場合は、早めに薬物治療を始めることで親子関係を維持するように努めています。

2.早めの薬物治療が正当化される場面

有名なMTA study[4] では、行動療法単独群よりも薬物治療単独群と薬物・行動療法併用群の方がADHDの治療効果は高く、さらに薬物治療単独群と薬物・行動療法併用群に有意差がありませんでした（行動療法の上乗せ効果が証明されませんでした）。

この研究結果に基づいて、プライマリケア医を対象とした米国のADHDガイドライン[5] では、薬物治療の比重が高くなっています。**かかりつけ医など本格的な心理社会的介入を実践しづらい診療環境では、早めの薬物治療が正当化されるかもしれません。**

3.周りに薬物を勧められて受診したら

学校や知り合いに薬物を勧められ、初診時から薬物治療を強く希望されることがあります。こうした場合、子ども自身の意思が軽視されていたり、保護者が薬物治療に過剰な期待や誤った認識を持っていたりすることがあります。先入観を排して医学的に適応を判断するのは当然ですが、普段以上に丁寧な説明と話し合いが必要です。

薬物治療は医師が一方的に処方してもいけませんが、保護者や周りの希望通りに処方するのも慎むべきです。

文献

1) 齋藤万比古ら編．注意欠如・多動症－ADHD－の診断・治療ガイドライン 第5版．じほう．2022

2) National Institute for Health and Care Excellence. Attention deficit hyperactivity disorder: diagnosis and management. NICE Guidelines [NG87]. 2018.

3) 榊原洋一ら編著．発達障害の診断と治療 ADHDとASD．診断と治療社．2023

4) The MTA Cooperative Group．A 14-month randomized clinical trial of treatment strategies for attention-deficit/hyperactivity disorder．Arch Gen Psychiatry 1999; 56(12): 1073-1086.

5) Wolraich ML,et al. Clinical Practice Guideline for the Diagnosis, Evaluation, and Treatment of Attention-Deficit/Hyperactivity Disorder in Children and Adolescents. Pediatrics 2019; 144 (4): e20192528.

薬物治療について、何をどのように説明したらいいですか？

原則＆エビデンス

☐ 薬物治療には強力なエビデンスがあり、有力な治療選択肢の一つである。
☐ 薬物の標的症状と、効果判定の項目と時期、副作用への対策を明示する。

症例

11歳男児（小学5年生）EEくん

■主訴
もっと強い薬を出してほしい。

■これまでの経過
　9歳のとき、前医でADHDと診断された。今年になってイライラや気分の落ち込みが目立ち、不登校気味になったため抗ADHD薬を始めたが、効果がなかったので、「もっと強い薬を出してほしい」とお願いしたら当院を紹介された。

母親：インチュニブ®（グアンファシン）という薬を出されましたが、イライラはよくならないし、眠気は出るし……。で、4日後に私の判断で止めました。
医師：EEくんが一番困っていることは何ですか？
EE　：怒っちゃって、乱暴なことをして、後で嫌な気持ちになること。薬飲んでも変わらなかった。
医師：インチュニブ®はADHDへの効果が証明されている薬物です。効果がないと感じられたのには、3つの理由が考えられます。まず標的症状設定の間違い、次に効果判定の時期、最後に副作用への対応です。

1.薬物治療のエビデンス

現在、国内で使える4種類の抗ADHD薬は、いずれもADHDの中核症状である**多動・衝動・不注意に対する効果が証明されています**（Q33の表／→P.144参照）[1]。さらに成人後の精神疾患[2]や交通事故[3]の減少など、子ども時代だけでなく、その後の人生の質を上げる可能性が示唆されています。

一方、ASDで承認されている**抗精神病薬は易刺激性（イライラやかんしゃく）に対する対症療法であり、中核症状（例：社会性の障害やこだわり）に直接効果があるわけではありません**。それでも易刺激性に対する効果は示されています。

子どもに薬物を飲ませることに抵抗がある保護者は少なくありません。その意思は尊重されるべきですが、その意思決定の前に「**薬物には強力なエビデンスがある**」という正確な情報を提供するのは医師の役割です。時に、本当に薬物が人生を変えてくれるようなケースに出会うことがあります。

睡眠障害や抑うつ、不安障害、強迫障害などの併存症について、発達障害の小児だけを対象とした大規模研究はありません。成人のガイドライン[4]では、発達障害の人にも非発達障害の人と同じように個々の併存症の治療ガイドラインに沿った治療を推奨しています。

2.薬物の標的症状と効果判定

EEくんに抗ADHD薬が効かなかった理由を考えてみましょう。

まず、薬物の**標的症状**設定の間違いです。標的がADHDの中核症状（多動・衝動・不注意）なら抗ADHD薬が選択されますが、現在EEくんを困らせている「イライラや気分の落ち込み」を標的にするなら違う薬物を選択するべきだったかもしれません。**発達障害の薬物は、「診断名」ではなく「標的症状」に応じて選択することが原則です。**

標的症状は効果判定の指標にもなります。EEくんの母親は抗ADHD薬の効果を「イライラ」で判定して「効果がない」と判断していますが、本来は「多動・衝動・不注意」、例えばADHD-Rating Scaleや授業中の離席、集中の持続時間で評価するべきです。

効果判定のタイミングも重要です。 グアンファシンは最大の効果が得られるのに4〜8週間かかるため、4日で効果がないと判断するのは早すぎます。あらかじめ「効果判定は2か月後に行います。副作用がなければ飲み続けてください」と伝えましょう。

3.副作用と対策

　EEくんにも見られた眠気はグアンファシンの代表的な副作用です。しかし、1〜2週間で改善することが多く、眠気による治療中断率は5%以下です。就寝前に服用する、ゆっくり増量するなどの工夫で対応できることもあります。またグアンファシンと同じくADHDでよく使われるメチルフェニデートでは、副作用の食欲低下は1週間待つと改善することがある一方、不眠は続くことが多いです。不眠が3日間続いたら連絡してもらい、早めの中止あるいはメラトニンなど睡眠導入薬の追加を相談しましょう。

　このように**起こり得る副作用とその対策は事前に伝えることが大切**です。

私はこうしている

1.子ども自身への説明

　子どもにとって、薬物を勧められるのは衝撃的な経験だと思います。「自分が悪い子だから薬を出された」と感じても無理はありません。なるべく**薬物を肯定的に捉えてもらうような工夫は必要**です。

　EEくんのように困り感を自覚しているときは、標的症状を伝えて「薬の力も借りて解決しよう」と正直に説明できます。

　しかし、叱られてばかりで自己肯定感が下がっている子どもに「暴れないために薬を飲みなさい」と言うと、ますます辛い思いをさせてしまいます。このようなとき、私は「キミには、本当はスゴい力があるんだよ。この薬は、その隠れた力を発揮するお手伝いをしてくれるよ」と説明しています。苦しい説明ですが、「**あなたの役に立ちたい**」という気持ちをアピールすると、意外に飲んでくれると感じています。

2.いつまで飲むか（治療目標達成による投薬終了）

　EEくんには、「イライラや気分の落ち込み」を標的症状にして、易刺激性に加えて抑うつにも効果を期待できるアリピプラゾールを始めました。心理社会的介入も併用して3か月後には「イライラや気分の落ち込み」は改善したので、6か月後にアリピプラゾールを中止しました。易刺激性だけでなく、睡眠障害・気分安定・不安などに対する**対症療法として薬物を使う場合、治療目標を達成したら投薬を終了することができます。**

　ADHDの中核症状に作用する抗ADHD薬は少し考え方が違います。多動・衝動・不注意による「問題行動」を標的症状とした場合、10〜12歳で前頭前野の成熟が進むと、多くの子どもは多動・衝動・不注意が軽減し、「問題行動」は減るので、投薬

を終了するのが自然な流れです（絶対的適応：Q31/→P.134参照）。

しかし、実際には成人後も発達特性が残る人が多いので[5]、「ADHD特性による人生の質の低下」を標的にするなら、成人後も飲み続けるという選択肢もあります（相対的適応：Q31/→P.134参照）。

結局「効果と必要性を定期的に共有しながら、個別に話し合う」ことになりますが、標的症状を本人・保護者と共有していると話し合いが円滑になります。「いつまで飲むか」という見通しも、事前に伝えておくとよいでしょう。

まとめ

- ☐ 薬物のエビデンスや人生を変える可能性など、正確な情報を伝えましょう。
- ☐ 「診断名」ではなく「標的症状」で薬物を選択し、「いつまで飲むか」という見通しも話し合いましょう。
- ☐ 子ども自身が薬物を肯定的に捉えられるように、説明には配慮しましょう。

文献

1) 齋藤万比古ら編．注意欠如・多動症－ADHD－の診断・治療ガイドライン 第5版．pp338-351．じほう．2022．
2) Biederman J, et al. Do stimulants protect against psychiatric disorders in youth with ADHD? A 10-year follow-up study. Pediatrics 2009; 124(1): 71-78.
3) Chang Z, et al. Association Between Medication Use for Attention-Deficit/Hyperactivity Disorder and Risk of Motor Vehicle Crashes. JAMA Psychiatry 2017; 74(6): 597-603.
4) Royal College of Psychiatrists. The Psychiatric management of autism in adults (CR228). https://www.rcpsych.ac.uk/docs/default-source/improving-care/better-mh-policy/college-reports/college-report-cr228.pdf?sfvrsn-c64e10e3_2 ［最終アクセス2024年12月6日］
5) 齋藤万比古ら編．注意欠如・多動症－ADHD－の診断・治療ガイドライン 第5版．pp384-391．じほう．2022．

非専門医が使いやすい発達障害の薬物は何ですか？

原則＆エビデンス

- ☐ 薬物治療の大原則は、「Do No Harm（有害なことはしない）」。
- ☐ 標的症状・副作用・効果判定基準を考慮して、子ども一人ひとりに適した薬を選択する。
- ☐ First Line の薬物治療は、かかりつけ医の役割の一つである。

症例

10歳男児（小学4年生）FFくん

■ 主訴
昼夜逆転、母親への暴言・暴力

■ これまでの経過
精神疾患がある父親からの暴力を避けて、母親と一緒に母方の実家に転居した。転校手続きが間に合わず、家でゲームばかりして昼夜逆転している。最近、イライラして母親への暴言・暴力が目立ち始めた。

> 母親：父親も抗精神病薬を飲んでいました。FF にも薬を出してください。
>
> 医師：抗精神病薬は副作用で体重が増えることがあり、縦も横も大きい FF くんには不向きです。薬の前にゲームを減らして、学校に通って規則正しい生活をして、運動をするのが一番ですが……。
>
> FF ：夜は怖い夢を見るから、眠りたくない。ゲームすることにしている。
>
> 医師：このままでは家から出なくなりそうで心配です。夜、ぐっすり眠れる薬を始めてみましょう。メラトニンは人間の体が作る眠たくなるホルモンを補充するだけだから、有害作用は出にくいよ。

1.「Do No Harm」が大原則

　身体疾患と違って、発達障害診療では「薬物を使わないと死ぬ」わけではありません。それでも薬物を使うからには、まずは「薬によって有害なことが起きない」ことが大原則です。

　FFくんの場合、本来なら薬物治療の前に環境調整を実施するべきです。しかし、家族の事情もあって早めに薬物を使わざるを得ない状況のようです。それでも「Do No Harm」の原則から考えると、肥満のFFくんに抗精神病薬を投与すると、さらに体重が増えてしまうかもしれません。それよりも、睡眠問題を優先してメラトニンから始める方が有害事象は起こりづらいと思われます。概日リズムを整え、睡眠の質を上げるとイライラへの間接的な効果も期待できます。

　副作用のない薬物はありませんが、子ども一人ひとりに合わせて「副作用を許容できそうな＝Do No Harmな薬」を選択することは大切です。

2.発達障害診療におけるFirst Lineの薬物

　かかりつけ医の役割の一つに「First Lineの薬物治療」があります（Q3／→P.11参照）。また、時間や人員に限りがあるかかりつけ医の診療環境でも、薬物が使えると診療できる子どもの幅が広がります。

　ここでは「使いやすい薬」を、①**標的症状が明確**、②**副作用が予想しやすい**、③**効果判定が容易**、④**エビデンスがある**、と定義しましょう。私見ですが、発達障害に取り組み始めたばかりの医師にも「使いやすい薬」を 表33-1 に挙げました。STEP3以降の薬物が必要なら専門医への紹介を検討してもよいと思います。個々の薬物の特徴や用量、使い方は成書あるいは文献1〜2をご参照ください。

表33-1 発達障害の薬物

STEP1.（初めて発達障害を診療するとき）		
カテゴリー	**薬物名**	**標的症状**
睡眠薬 （メラトニン）	メラトニン（メラトベル®）	睡眠導入・概日リズム形成
漢方薬	甘麦大棗湯	夜泣き
	抑肝散	イライラ

（次頁につづく）

（前頁のつづき）

STEP2.（併存症のない発達障害を診療するとき）		
抗 ADHD 薬	メチルフェニデート（コンサータ®）	ADHD の中核症状 ※メチルフェニデートとリスデキサンフェタミンは流通規制があり、登録医だけが処方可能。
	アトモキセチン（ストラテラ®）	
	グアンファシン（インチュニブ®）	
	リスデキサンフェタミン（ビバンセ®）	
抗精神病薬	リスペリドン（リスパダール®）	易刺激性 ・アリピプラゾールは抑うつにも効果が期待できる。
	アリピプラゾール（エビリファイ®）	
気分安定薬	バルプロ酸（デパケン®など）	気分の安定 ・睡眠障害にも効果が期待できる。
	カルバマゼピン（テグレトール®など）	
睡眠薬（オレキシン）	スボレキサント（ベルソムラ®）	睡眠導入
STEP3.（併存症のある発達障害を診療するとき）		
抗うつ薬（SSRI）	フルボキサミン（ルボックス®）	抑うつ・不安・強迫症状
	エスシタロプラム（レクサプロ®）	
複数薬剤の併用	本文参照	

私はこうしている

1.薬物の効果が不十分なときは？

薬物を始めると、保護者や学校から「薬が効いていない」と言われることがあります。その場合、以下のような可能性を考慮しましょう。

① 環境要因が未解決（例：保護者の不適切な関わり・子ども間のいじめ）

② 投与量や服薬アドヒアランスが不十分

③ 標的症状を共有できておらず、適切な効果判定ができていない（例：メラトニンの効果を易刺激性で判定⇒睡眠で判定）

④ 服薬期間（例：2週間でアトモキセチンの効果判定⇒2～4か月以上）

⑤ 診断・病態を間違えている（例：愛着障害をADHDとして治療した）

関係者の評価は参考にするべきですが、すぐに薬を切り替えたり、追加したりすると子どもの不利益になることもあります。熟慮して始めた薬の効果が不十分なときは、何らかの見落としがないか、診療を振り返りましょう。

┃ 2.薬物の併用は？

　薬物治療では、なるべく単剤を十分な量・適切な期間使って効果判定し、無効な薬物は中止して他剤に切り替え、**併用は最小限にとどめることが原則です。**

　それでも、以下のような場面では併用することがあります。

> ❶ 相乗効果がある場合（例：メチルフェニデート＋グアンファシン[3]）
> ❷ 副作用対策（例：メチルフェニデートの不眠に対してメラトニンを追加）
> ❸ 複数の標的症状があり、薬物以外の介入が無効な場合（例：ADHD児の易刺激性に対して、抗ADHD薬と抗精神病薬を併用）

　筆者の外来では、併用は3剤程度までにしています。かかりつけ医として、これ以上の併用が必要な場合は専門医に紹介しています。

まとめ

> ☐ かかりつけ医も「Do No Harm」に則って薬物治療を始めましょう。
> ☐ 「使いやすい薬」から、1つずつ使いこなすのがオススメです。
> ☐ 単剤を十分量・適切な期間使用しても効果不十分なときは、まず診療を振り返ってみましょう。安易な多剤併用は慎むべきです。

文献

1）横山浩之．発達障害の臨床　レッテル貼りで終わらせない良き成長のための診療・子育てから始める支援．pp174-242．診断と治療社．2020．
2）市河茂樹．外来で診る子どもの発達障害　どこまででどのように診るか？ pp148-157．羊土社．2021．
3）McCracken JT, et al. Combined Stimulant and Guanfacine Administration in Attention-Deficit/Hyperactivity Disorder: A Controlled, Comparative Study. J Am Acad Child Adolesc Psychiatry 2016; 55: 657-666.

薬が嫌だという家族への対応は？ 子どもが飲んでくれないときはどうしたらいいですか？

原則＆エビデンス

☐ 薬物適応について、家族・子どもの意思は尊重されなければならない。

☐ 薬物に抵抗がある理由を確認し、個別性に配慮して対応する。

症例

13歳男児（中学1年生）GGくん

■主訴

イライラする・不登校

■これまでの経過

　5歳のときに他院でASDと診断されたが、定期的な通院はしていなかった。中学生になって「世の中の不正が許せない」とイライラすることが増え、登校も不規則になったため、受診した。自分でもイライラをコントロールできないと感じているため、抗精神病薬内服を提案し、1週間後に再診した。

> GG　：色々考えて、薬は飲まないことにした。
>
> 医師：先週は乗り気なように見えたけど、どうして飲まないことにしたの？
>
> 母親：前回受診後、薬のパンフレットを読んで「飲んでみる」と言っていたのに、昨日から急に「薬は止める」と言い出しました。
>
> 医師：お母さん、ちょっと席を外してください……。GGくん、何か薬について心配なことがあるんじゃないですか？
>
> GG　：……。ネットで調べたら、胸が大きくなるって書いてあった。オレ、今でも

乳首のところが膨らんでいるから、ヤバいと思って……。

医師：副作用の女性化乳房が心配ということだね。話してくれてありがとう。（診察して）これは正常な二次性徴で心配ありません。女性化乳房を起こしにくいアリピプラゾールという薬もあるけど、どうだろう？

1. 薬物の適応は話し合いで決める

他疾患と同じように「薬物の適応がある」と判断したら、その選択肢と薬物に関する情報を提供するのは医師の義務です。しかし、医師が一方的に判断を押し付けるのではなく、子ども・家族の意思を尊重し、話し合って決めるのが原則です。

十分な情報を提供しても薬物に抵抗がある場合、診察室で無理に同意させても結局飲んでくれません。 薬物以外の治療介入を行いながら、子どもの状況に応じて繰り返し提案し、話し合いを続けることが大切です。

薬物治療を拒否しているわけではないものの、迷って結論が出ない場合は、以下のような対応も有効かもしれません。

- 診療の初期段階から薬物治療という選択肢を紹介しておく。
- 学校の先生や家族会など、非医療職への相談を提案する。
- 漢方薬や内因性ホルモンであるメラトニンなど心理的抵抗の少ない薬物から提案する。

子どもと家族で意見が分かれることもあります。子どもが服薬を嫌がる場合に、家族から「内緒で食事に混ぜたい」などとお願いされることがありますが、子どもとの信頼関係を損ねるような投薬は避けるべきでしょう。

2. 薬物に抵抗がある理由を確認する

薬物に抵抗がある場合、必ずその理由を聞きましょう。 理由がわかると対応できることもあります。

「精神科の薬」を使うと「過鎮静でボーっとなる」とか「人格が変わって別人になる」というようなイメージを持っている人もいます。そうした薬物への誤った認識や副作用の心配であれば、正しい知識を提供することはかかりつけ医の重要な役割です。GG く

んのように、自分で副作用を調べる子どももいます。思春期だと親の前では言いにくい理由のこともあるので、配慮しましょう。薬物を始めた後に、副作用が疑われたら直ちに相談に乗ること、怪しいときはすぐ中止することを約束すると安心してくれるかもしれません。

「私たちの努力で何とかしたい」という責任感や使命感が強い家族もいます。そのときは、例えば就学前のADHD児では薬物を併用した方が心理社会的介入の効果が大きくなる[1] などの情報を提供し、薬物は家族の努力を最大化してくれることを説明すると良いかもしれません。

私はこうしている

1.薬が飲めない子ども

ASDでは、感覚特性のため「これまで薬を飲めたことがない」、「中学生だけど錠剤は飲めない」子どもがいます。感覚特性は当事者にとっては深刻な問題で、下記のような工夫をしながら取り組む必要があります。

- 剤型調整（液剤・OD錠）や内服用ゼリーの利用
- 0.5mL以下の少量からの投与（液剤の場合）
- 嚥下の仕組みを視覚的に説明（知能の高いASDでは有効なことも）
- トークンエコノミー（飲めたらご褒美がもらえるシステム）

また、ASDでは薬物に反応しやすく、副作用が出やすいことが知られています[2]。子どもは副作用を周りに伝えることも苦手なので、薬を飲みたがらないときは予想外の反応やうまく表現できない副作用（アカシジアなど）を考慮して具体的に聞いてみましょう。

2.強度行動障害と薬物

ここまでの話と矛盾しますが、奇声や暴力などの強度行動障害がある子ども（多くは重度知的障害を伴うASD）では、薬物治療を強く勧めることもあります。仮に家族は薬物なしでその子どもに対応できても、学校や施設の支援者に同じ質・量の対応はできません。そのため、薬物が飲めないと利用できる支援が減り、最終的には親が年老いた後に生活できる場所の選択肢が狭まる場合があり得ます。

筆者は就学前後から「1か月は根競べの覚悟」で整腸剤などの内服を練習させた

り、内因性ホルモンのメラトニンや、ごく少量（0.5mL以下）の液剤から始められるリスペリドンを始めたりすることもあります。上記のような感覚特性があっても、ほとんどの子どもは液剤・散剤を内服できるようになります。何かに混ぜるよりも、薬物単体を口に入れて、直後に味の濃いものを飲ませる方がうまくいく印象があります。

<table>
<tr><td>まとめ</td></tr>
</table>

- ☐ 薬物に抵抗がある場合、まずその理由を確認しましょう。理由がわかると対応できることもあります。
- ☐ 子どもの感覚特性に配慮した対応・説明をしましょう。
- ☐ 強度行動障害のある子どもは、「薬物が飲める」こと自体が大切なので、強く勧めることもあります。

文献

1) Brown RT, et al. Treatment of attention-deficit/hyperactivity disorder; overview of the evidence. Pediatrics 2005; 115(6): e749-757.
2) Towbin KE. Strategies for pharmacologic treatment of high functioning autism and Asperger syndrome. Child Adolesc Psychiatr Cli N Am 2003; 12(1): 23-25.

家族が診断に納得できないとき

■ 診断に納得してもらえないことがある

Q16（→P.70参照）に「診断基準にこだわらず、本人のためになるなら臨床的に診断してもよい」と強気なことを書きましたが、実際には丁寧に問診・検査・アセスメントを行い、診断基準に基づいて診断しても家族に納得してもらえないことがあります。家族が「診断名を受け入れる覚悟ができていない」とか「保険に入れなくなるから聞きたくない」というわけではなく、医師の診断そのものに家族が納得できない場合の対応について考えてみましょう。

■ 発達障害の診断は
絶対的なものではない

発達障害の診断が、子どもの成長に応じて変化することは有名ですが、それ以外にも診断基準の改訂や医学の進歩で診断が揺らぐことがあります。

例えば、DSM-5でASDとADHDの併存診断が認められたことで多くの人にADHDの診断が追加されました。またICD-10では「広汎性発達障害」に含まれていたRett症候群が、MECP2遺伝子異常とわかったことでICD-11では「（ASDが含まれる）精神及び行動の障害」から「発達上の障害」に移動しました。このようにASDや発達障害の研究が進んで新しい病態が解明され、それらが別の疾患として独立するようになると、ASDや神経発達症という疾患概念自体も変化するかもしれません。

現時点では発達障害のバイオマーカーは存在しないので、操作的診断基準を用いて診断せざるを得ません。しかし、「○○さんはA基準第3項に該当します」と言われてASDと診断されても、納得できない家族もいるでしょう。また、ASDの臨床像は幅広いので家族のイメージするASDとわが子が同じASDとは思えない場合もあるかもしれません。

バイオマーカーがある白血病や髄膜炎に比べると、発達障害の疾患概念や診断根拠はまだまだ脆弱と言わざるを得ません。

■ 診断よりも
子どもを理解してもらう

診断の根拠を丁寧に説明しても納得してもらえないとき、診断にこだわって議論や説得を重ねるのは有益ではありません。かかりつけ医の外来では、診断は「子どもを理解するための手がかり」なので、他の方法・表現で子どもを理解してもらいながら、目の前のProblemを解決していく方が子どもの利益になります。そうした診療を重ねた結果、数年後には診断を受け入れてもらった経験もあります。

発達障害をめぐる社会福祉制度と多職種連携

どんな職種と連携する必要がありますか？ 多職種との役割分担についても教えてください

原則＆エビデンス

☐ 発達障害の診療では、Problem に応じて多職種と連携する。
☐ 連携は、各職種の専門を生かせるように役割分担を明確にする。

症例

6歳（保育園年長）男児　HHくん

■ **主訴**

診断と見通しを教えてほしい。

■ **これまでの経過**

1歳6か月健診で言葉の遅れを指摘され、行政の保健師が定期訪問していた。

3歳を過ぎてから言葉が出るようになり、保育園と児童発達支援事業所を利用しているが、乱暴な言動や脱走が目立つ。母親は若年シングルマザーで、HHくんを自宅に残して夜間留守にすることがあり、児童相談所に通報された。小学校入学を前に相談支援専門員（以下SW）と一緒に受診した。

> 医 師：以上がHHくんの診断と今後の見通しになります。医療からお伝えしたいことは、小学校は特別支援学級を利用して丁寧に見てもらうこと、今後、病院にも定期通院していただくこと、HHくんの睡眠や乱暴な行動に対しては薬物も使える、ということです。特別児童扶養手当の書類は、持参していただければ記載します。
>
> 母 親：（泣いて言葉が出ない。退室）

SW ：ありがとうございました。これで少し前に進めると思います。

医師：お母さんは大泣きでしたけど、大丈夫ですか?

SW ：ショックだったでしょうけど、私たちの方でも先生のお話を繰り返し伝えて、理解してもらうようにします。やはり小学校入学前に診断を受けて現実を受け入れてもらわないと、今後の支援ができないので。

医師：今後はどんな支援を行う予定ですか?

SW ：小学校・要対協[※]と就学前に支援会議をして、入学後は今の発達支援事業所の放課後等デイサービスを利用する予定です。母親の支援ですが、家族会に誘ってみるつもりです。最終的には母親自身も精神科につなげたいので、先生からも折を見て勧めていただけると助かります。

医師：ボクですか……。みなさんと連携できなかったらかかりつけ医が対応できるお子さんじゃないので、児童精神科に紹介する可能性もあると思ってくださいね。

※要保護児童対策地域協議会（ 表35-1 参照）

解説

1.発達障害の診療ではProblemに応じて多職種と連携する

発達障害診療では、発達の問題だけでなく子どもの人生全体を扱います。当然、医療だけでは対応しきれないProblemもあるので多職種連携が必要です。主な多職種連携の相手を 表35-1 にまとめました（呼称や業務は地域差があります）。

表35-1 かかりつけ医の代表的な連携相手

職種	具体的な連携相手	業務
教育	学校、教育委員会、SC、SSW	教育・学校生活の対応
行政	子ども健康課、障害福祉課 要保護児童対策地域協議会（要対協） 児童相談所	訪問支援・各種手当・手帳取得 見守り／虐待対応
福祉	発達支援センター／事業所 相談支援事業所 児童発達支援 ／放課後等デイサービス	療育・ペアレントトレーニング 相談・ソーシャルワーク 放課後や休日の居場所 個別〜少人数療育も
その他	家族会	ピアサポート
医療	児童精神科医など専門医	専門的医療

SC：スクールカウンセラー、SSW：スクールソーシャルワーカー

子どもの Problem ごとに、それを一番上手に扱える職種を巻き込み、力を借りながら診療するようにしましょう。

2. 連携は、各職種の専門分野を生かせるように役割分担を明確にする

　HH くんには少なくとも以下の Problem があります。

> **#1.** ASD ＋ ID
> **#2.** 睡眠障害・乱暴な行動
> **#3.** 不適切な養育環境
> **#4.** 母親の理解不足・精神疾患の疑い

　#1・2 は HH くん自身、#3・4 は家庭と母親の Problem です。HH くんを診療するかかりつけ医は、#1・2・4 には専門家として一定の介入ができそうです。しかし、HH くんの安全確認や福祉サービス利用・家事サポートを行うヘルパーの手続きはお手伝いできません。行政や福祉と連携し、それぞれの専門性を生かしてサポートしてもらいましょう。

　診断を告知された母親の心のケアはどうしましょう。通常はかかりつけ医の仕事ですが、HH くんの母親は若年で精神疾患の疑いがあり、やや特殊なケースです。初対面の医師より、何年も付き合いのある SW が告知内容や説明を繰り返し話して、母親の理解を確認しつつ気持ちを聞き出した方がうまく行きそうです。こうして母親と信頼関係を深め、いずれは母親を精神科受診や家族会につなげるのは SW の専門分野です。

　お互いの専門分野を理解し役割を分担すると、一人ひとりの負担が減り、多職種連携が長続きします。逆に相手の職務を理解せず、無理な役割をお願いすると連携は発展しません。

私 は こうしている

1. 多職種連携を医療がマネジメントする必要はない

　発達障害の成書には多職種連携の重要性や具体例が詳細に記載されています。とても勉強になりますが、医療が中心となって連携をマネジメントしたケースが多く紹介されています。実際、発達障害が Common Disease になる以前はそうせざるを得なかったのでしょう。

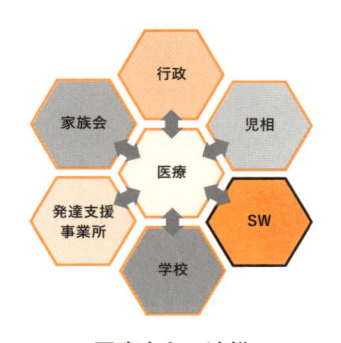

医療中心の連携

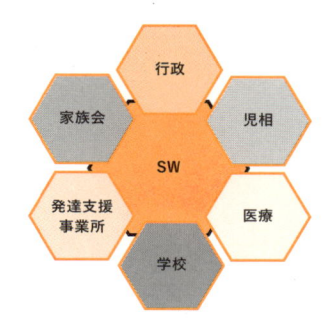

地域が中心の連携

図 35-1 発達障害診療の多職種連携

　しかし、今や発達障害は教育・福祉現場でも大きな課題と認識され、行政も積極的に取り組むようになっています。医療、特にかかりつけ医が多職種連携をマネジメントしなければいけない時代ではありません（**図 35-1**）。

　HH くんの SW は、地域の発達支援事業所の相談支援専門員で、普段から連携を繰り返しているベテランです。今回も「就学前に告知と薬物の紹介が必要」と判断して、事前に医療の役割を打ち合わせしてから受診につなげてくれました。すでに支援の枠組みができており、母親の心のケアも、その後の就学相談もすべてお任せできるので、厳しい告知でしたが医師の負担は小さく済みました。すでに、SW は母親に精神科受診を提案し、医師が専門家として推奨する、という次の連携プランがあるようです。

　かかりつけ医が一から連携を組み上げるより、地域の支援ネットワークのハブとなるキーパーソンと信頼関係を築き、できあがった支援の枠組みの中で医療の役割を果たす方がかかりつけ医の負担も減り、しかも子どもと家族の役に立つでしょう。

> **まとめ**
>
> ☐ 発達障害の診療では、相手の職務を理解し、Problem に応じた専門家と
> 　連携しましょう。
> ☐ 医療が中心となって多職種連携をする必要はありません。支援の枠組み
> 　を作る専門家と連携すると、かかりつけ医の負担は軽減します。

学校と連携するコツはありますか？

- ☐ 教育と医療の違いを認識して連携する。
- ☐ 連絡方法や緊急受診など、学校と連携する「道」を作る。

症例

14歳（中学2年生）女児　Ⅱちゃん

■主訴

学校を飛び出して貯水池に入水した。

■これまでの経過

　就学前にFIQ：58で特別支援学校の判定だったが、家族の希望で公立小学校の特別支援学級に入学した。学習は苦手だが、素直な性格で楽しく過ごし、そのまま中学校に入学した。その頃からイライラすることが増え、転校生から「リスカするとスッキリするよ」と教えられてリストカットを繰り返すようになった。クラスで「SNSで知り合った彼氏がいる」と話したところ、「ホストじゃない?」と言われ、学校を飛び出して貯水池に飛び込んだ。腰まで入ったところで救助されたが、翌日、両親と養護教諭・担任・教頭、教育委員会の主事に連れられて、小学1年生から定期通院している当院を受診した。

Ⅱ	：死ぬつもりはなかったけど、全部イヤになった（両親と退室）。
主事	：受診を早めていただき、ありがとうございます。学校としても、どう対応したらよいかわからなくて。
担任	：Ⅱさんの心の問題を、クラス全員の力で解決したいと思っています。そのた

めには具体的にどうしたらよいか、ぜひ教えてください。

教頭：学校としては安全を守らないといけません。校長は「絶対一人にしないように」と言うのですが、いつまでも、というわけにもいかなくて。

医師：今回の出来事ですが、基本的には自殺企図ではなく自傷、リストカットの延長と考えてよさそうです。ただ、根底にはⅡちゃんが同級生と発達段階の差が大きくなりすぎて、健全な関係を築けないという問題あります。背伸びしては傷つくのを繰り返していると感じます。

教頭：「死にたい」とは違うのなら、少し安心です。

担任：どうしたらⅡさんの発達を追いつかせることができるのでしょうか？

養護：以前、境界域知能の生徒で連携したときは「知的能力は生まれつきで、伸ばすことはできない」と伺いましたが、Ⅱさんはどうなのでしょう？

解説

1. 教育と医療の違いを認識して連携する

　学校関係者（以下、教職員）は子ども相手の仕事という点で、小児科医あるいはかかりつけ医と共通しています。しかし、実際に連携して「学校との連携は難しい」と感じた医療者は多いでしょう。その理由を探るため、日本小児科学会小児医療委員会は2回の全国調査[1,2]を行いました。1回目は日本小児科学会員1,583人から[1]、2回目は教職員1,653人から[2]回答を得ました。この調査によると、**上手に連携するためには、教育と医療の価値観や考え方の違いを認識し、お互いに相手を知ることが必要だ**とわかります。

　例えば、医療の対象が目の前の一人であるのに対し、教育の対象は集団です。【症例】の担任が「クラス全員の力でⅡさんの問題を解決したい」という意見は、集団のグループダイナミクスを活用する学校現場の考え方ですが、医療はⅡちゃんを情緒不安定にさせるような刺激は避けたいのが本音です。話し合いの結果、当面は家族が送迎し、特別支援学級だけで過ごすことになりましたが、担任は残念そうでした。

　また、調査によると教職員が医学的知識を学ぶ機会はほとんどありません。【症例】でも自傷行為と自殺企図の違いや、IDは教育や医学で年齢相当にできる病態ではないこと、支援者の役割は社会適応能力を向上させることであるなど、**円滑な話し合いの前に基本的な知識や目標を共有する必要がありました。**

　逆に、医療者も学校現場の実情を理解していません。例えば学校は年度初めに人

員が配置されますが、医療が「個別対応をお願いします」と要請しても人員が増えるわけではなく、実現不可能な場合もあるでしょう。実際に、学校に看護師が一人配置されると、教職員が一人減ることがあるそうです。

　これらは一例ですが、**教職員と医療者は同じものを見ても同じことを感じたり、目指したりしているとは限りません。**学校と連携するときは、教育と医療の違いを認識し、知識や目標、解釈を共有し、医療の意見や価値観を一方的に押し付けないようにする配慮が必要です。

　この問題を解決する方法の一つが、連携に慣れた人に加わってもらうことです。筆者の地域では、教育委員会を窓口にして連携に慣れた指導主事に入ってもらったり、学校以外の多職種も含めて連携したりしています。また、【症例】の養護教諭のように「以前、連携した」という成功経験が連携を円滑にしてくれます。**一つひとつの連携を大切にして、顔の見える関係を広げていきましょう。**

2.連絡方法や緊急受診など、学校と連携する「道」を作る

　先ほど紹介した調査では、学校の「どうすれば医療に連絡できるのか」、「医療は連携してくれるのか」、「どんな連携ができるのか」といった悩みが示されました。また外来中に突然電話がかかってきたり、子どもの受診に連絡なしに同行されたりして困った経験がある医療者もいるでしょう。学校と連携するためには、例えば連絡方法をホームページ上に開示する、教育委員会を窓口するなど地域のルールを作る、定期的に学校訪問するなど連携の具体的な方法、いわば**連携の「道」を整備する**ことが必要です。

私はこうしている

1.学校の領域に土足で踏み込まない

　発達障害の連携は、「医療から学校への指示」という要素が強いアレルギーや心・腎疾患の連携とは違います。学校から貴重な情報をもらい、前述した違いを乗り越えて方針を共有し、学校現場で実現できる治療介入を決めていくという双方向性の連携です。調査でも教職員から「学校は医師が決定権を持つ場所ではない」という意見が寄せられており、連携が医療からの一方的な押し付けになってはいけません。

　筆者が学校と連携するときは、まず情報を共有し、次に目標やアセスメントを言語化して一致させた後に役割分担を決めています。医療として診断や告知・説明などの保護者対応、心理面談や薬物を担う一方、学校現場での具体的な対応は学校に委ねて

います。専門領域をちょっとはみ出して学校現場に介入するのは、成功例を積み上げて信頼関係が確立してからにすることをお勧めします。

┃ 2.個人の努力から組織的な連携へ

ここまでは、学校と医療機関の個々の努力による連携を前提にお話しして来ました。こうしたボトムアップ式の連携も大切ですが、そこには3つの課題があります。①受診前の子どもについて連携できないこと、②学校に対する法的権限がないこと、③医師の金銭的報酬がないことです。

先進的な地域では、「心の学校医制度（仮）」とも呼ぶべき制度を導入して医師を含めた医療と行政の混成チームが学校を巡回したり、相談を受けて保護者・教職員に助言したりしています。こうした**トップダウン型の連携**では、上記の課題を解決できるだけでなく、教職員の発達障害の子どもへの意識や対応スキルの向上も期待できます。調査でも「国レベルの連携ガイドライン、地域ごとの連携マニュアル、制度化された継続的な連携」を望む意見は多く寄せられました。保護者・教職員への連携の啓発、医療者への連携教育とともに、これからの学校と医療の連携の課題です。

> **まとめ**
>
> ☐ 教育と医療の価値観や考え方の違いは、お互いの職務によるものでどちらが正しいというものではありません。相手を尊重して連携しましょう。
>
> ☐ 教育と医教の連携には、ガイドラインやマニュアル、制度化された連携が求められています。

文献

1) 日本小児科学会小児医療委員会報告. 「地域における教育分野との連携」web調査. 日児誌 2022; 126(1): 140-145.
2) 日本小児科学会小児医療委員会報告. 小中学校・特別支援学校教職員を対象とした「教育と医療の連携」に関するweb調査. 日児誌 2024; 128(5): 767-776.

発達障害の家族会に参加すると、子どもと家族にどんな影響が期待できますか？

原則＆エビデンス

☐ 家族が孤独感や経験などを語り合うことで精神的なサポートが得られる。

☐ お互いに情報交換することで発達障害や教育・福祉制度の知識が深まる。

症例

8歳（小学2年生）女児　JJちゃん

■ 主訴

ASDと診断された。

■ これまでの経過

他県で出生し、言葉の遅れで療育センターに通っていた。会話ができるようになって安心していたが、就学相談で特別支援学級と判定されたため初めて医療機関を受診して軽度IDを伴うASDと診断された。小学2年生になるタイミングで転居し、当院を紹介され以後通院している。地域の相談支援専門員の紹介で初めて家族会参加した後、定期受診で来院した。

母親：JJを連れて家族会の茶話会に行ってきました。ボランティアの人がJJと遊んでくれている間に5〜6人のお母さん方とお話しできました。

医師：参加したご感想は？

母親：私が、若い頃の友達と子どもの話ができない孤独感や、障害を持った子に産んでしまった罪悪感を話したら、そうだよね、それが当たり前だよって言ってもらえました。あぁ、私と同じ思いや経験をしてきた人たちがいた、って

救われた気持ちになりました。他にも私が不安だったJJが大きくなって生理が始まったときのことも質問できました。地域の情報とか、毎日の生活の工夫とかも教えてもらって、来月は家族会の勉強会にも参加することにしました。

医師：それは良かったです。

母親：高校生のお母さん方が「ウチの子、バカで〜」って言っていたんですが、親が障害のある子どもをそんなふうに言っていいのでしょうか？

医師：ベテランのお母さん方はたまに「こんなにバカで、こんなに可愛い」みたいなことを言われることがありますね。障害受容ができて、親子関係が良好な証拠なので、私は安心するというか「実の母親にしか言えないなぁ」と思いながら聞いています。

解説

1.家族が孤独感や経験などを語り合うことで精神的なサポートが得られる

発達障害の家族会もさまざまですが、共通しているのは**家族の精神的サポートを行い、知識や情報を分け合う場である**ことです。会によっては発達障害者の権利擁護や支援制度拡充などのための活動もしているでしょう。

発達障害の子どもを持つ家族の心情や日常生活の困難は、当事者同士でないと本当の意味ではわかり合えないのかもしれません。**医療者が時間をかけて支援するよりも、先輩ママの一言の方が家族に安心をもたらすこともある**でしょう。

JJちゃんの母親も孤独感や罪悪感だけでなく月経の不安や、子どもとの距離感など、医療では対応できない内面的なサポートを実感できたようです。家族会への参加は、障害受容やパートナーとの関係、自分の人生も大切にする姿勢など、家族自身の生き方を変えてくれることがあります。そうした変化は、もちろん子どもにとっても良い影響が期待できます。

2.お互いに情報交換することで発達障害や教育・福祉制度の知識が深まる

ネット上には発達障害に関する真偽不明の情報が溢れています。また、同じASDでも重症度や性格、養育環境によって臨床像は大きく違います。家族会で情報交換をすると、「ウチの子は、ASDだけどこだわりが強い方ではないらしい」とか、「○○さんの子どもとよく似ているから、将来像がイメージできた」など子ども自身と発達障害へ

の理解が深まることもあります。

　JJちゃんの母親も「自分はJJのASDしか見ていなかったかもしれない。私が育てるのはASDじゃなくてJJという自分の子どもだと思うと気が楽になりました。発達障害に対してまじめすぎたかな？　と反省しています」と話してくれました。発達障害の家族会に参加することで、かえって発達障害が子どもの一部分に過ぎないことを再認識できたようです。

　家族会では教育や医療・福祉制度の知識、時には学校や市役所、医療機関の評判や上手な付き合い方に関する情報交換もされています。医療者の説明を家族会がわかりやすく解説してくれたこともありました。**発達障害の子どもと家族に医療ができることは限られており、医療ができることは子どもと家族の生活の一部分に過ぎません。**家族会は子どもと家族が自立するための重要な役割を持っています。

私はこうしている

1.子どもも家族会に参加させる

　筆者の外来に定期通院している高校生に発達障害を告知したら、「自分は障害者だから、努力する意味がない」と自分を卑下し始めましたことがありました。思春期の告知と受容は難しい課題ですが、あるとき母親がいつも参加している家族会に本人を連れて行ったところ、次の外来で「他の発達障害の人の話を聞いて、自分は軽症なんだ、とわかりました。自分を障害者と言って失敗を障害のせいにしていたのが恥ずかしい」と話してくれました。**子どもの年齢と発達段階によりますが、家族会を通じて自己理解を深めることもあります。**発達障害の子どもの祖父母や兄弟・姉妹が参加したケースも経験しました。

2.心を開くのが苦手な人・できない時期もあるので無理強いはしない

　これまで述べたように、家族会は大切な役割と機能を持っていますが、さまざまな人が集まるだけに人間関係がうまくいかなくなることもあります。また、子どもの成長によって「ウチの子だけ特別支援学校か」と悲しい気持ちになることもあるでしょう。また、心を開くのが苦手な人やできない時期もあるので、参加すれば必ずいいことが起きるとは限りません。特に男性（父親）は家族会の勉強会は参加できるけど、フリートークは苦手という方もいます。

　家族会への参加が難しい場合、無理強いせずに発達障害の知識は医療が、地域

や福祉の情報は相談支援専門員などソーシャルワークを担当する職種に担当してもらうようにしています。

まとめ

- ☐ 家族会に参加すると、家族の知識や視野が広がり、子育てに余裕が生まれます。
- ☐ 家族会は、医療とは違う側面から家族と子どもの自立を支援しています。

第7章

発達障害をめぐる社会福祉制度と多職種連携

発達障害の子どもが使える社会資源と、医師の役割を教えてください

原則＆エビデンス

☐ 社会資源の利用には、家族の申請が必要である。

☐ ソーシャルワークの専門家と連携すると医療の負担は軽減する。

症例

14歳（中学2年生）男児　KKくん

■主訴

定期通院希望

■これまでの経過

　3歳時に有意語がなかったので病院を受診し、IDを伴うASDと診断されたが定期通院はしていなかった。特別支援学校に入学し、現在、中等部2年生。両親が離婚し、母親と二人暮らしだったが、5年前に母親が再婚して異父弟が生まれた。母親と継父が離婚することになり、6か月前に母方実家に転居した。穏やかな性格だが、転居後は祖父母に反発して暴れることがある。祖父母が市役所に相談し、紹介された相談支援専門員（以下SW）と一緒に来院した。

母親：KKは喋れませんが、私は息子が何を伝えたいのか大体わかります。でも、祖父母には伝わらなくて暴れてしまいます。もう力が強くて……。

医師：大変ですね。診断された後、医療を受診したことはないのですか？

母親：特別支援学校の先生からも勧められていたのですが、受診した病院でパニックを起こして、結局、通院できませんでした。

ＳＷ：それで受給者証も取得できなくて、福祉サービスも利用せずに過ごされて
　　　いたそうです。今回、家庭訪問した様子だと、お薬の力が必要かな？　と
　　　感じました。あとは経済的な支援もあるといいですよね。

医師：では……、受給者証取得のための意見書を書いて、放課後等デイサービス
　　　や短期入所を調整しましょう。特別児童扶養手当の診断書も書くので申請し
　　　てください。療育手帳は……、お持ちですね。

ＳＷ：薬物治療が始まるなら15歳から自立支援医療の書類もお願いします。20
　　　歳の障害者年金申請まで小児科さんで診てもらえますか？　実は、弟くんも
　　　多動で保育園が苦戦しています。児童発達支援を利用したいので、こちら
　　　の病院を受診させてもらえると助かるのですが……。

医師：最初からそのつもりでしょう（苦笑）。来週に予約入れますね。

解説

1. 社会資源の利用には、家族の申請が必要である

　発達障害の子どもが利用できる社会資源（公的支援・福祉サービスなど）を 表38-1 にまとめました。こうした支援・サービスを利用するには家族からの申請が必要で、行政から自動的に紹介されたり、支給されたりすることはありません。【症例】のKKくんの母親のように知識がないために利用せずに過ごしている家庭もあるので、医療からも紹介しましょう。

　多くの場合、発達障害の子どものサービス利用は、2〜5歳頃に児童発達支援から始まります。児童発達支援は、幼稚園や保育園で集団活動が難しい子どもが、午前中から放課後までの時間を児童発達支援事業所で少人数対応や療育を受けるものですが、利用には障害福祉サービス受給者証（以下、受給者証）が必要です。受給者証は市町村に申請し、交付されると定められた単位数のサービスを1割の自己負担で（通常4,000〜5,000円／月・無料の自治体もある）利用できるようになります。受給者証取得のために、医師の意見書が必要な地域もあります（私はこうしている／→P.167参照）。

表38-1 発達障害の子どもが使える社会資源 （文献1を元に筆者作成）

	名称	内容		申請先	かかりつけ医
障害者手帳	療育手帳	対象：知的障害	療育・教育・就労・経済上の援助が受けやすくなる	市町村 児童相談所	制度の紹介
	精神障害者福祉手帳	対象：精神疾患 ※発達障害も含む	※援助内容は手帳・等級・都道府県により異なる	市町村	診断書作成
医療費負担の軽減	乳幼児医療費助成制度	医療費の自己負担を自治体が助成 ※年齢範囲や内容は自治体によって異なる		市町村	なし
	自立支援医療（精神通院医療）	精神疾患に要する医療費負担を軽減する。自己負担額が1割（収入による上限あり）になる		市町村	診断書作成
障害児の経済的支援	特別児童扶養手当	精神または身体に障害がある児童（20歳未満）を家庭で監護・養育しているときに手当が支給される 所得制限・等級がある		市町村	診断書作成
	障害児福祉手当	同上（該当項目・所得制限は異なる）		市町村	診断書作成
	障害者年金	20歳の3か月前から申請可能		市町村	診断書作成
障害児通所支援事業	相談支援	家族の相談窓口となり、受給者証はじめ福祉サービスの紹介、施設と利用者の調整を行う		市町村「障害福祉サービス受給者証」を申請し、交付後に事業所と個別に契約する	制度の紹介時に意見書作成を求められる（自治体で異なる）
	放課後等デイサービス	障害を持つ学齢期児童が放課後・休日に療育／居場所として利用する			
	児童発達支援	障害を持つ未就学児童が放課後・休日に療育／居場所として利用する			
	医療型発達支援	上記に医療的治療を伴う児童を対象とする			
	居宅訪問型発達支援	外出が困難な児に対して上記の支援を行う			
	保育所等訪問支援	対象となる児童が所属する保育園・認定こども園・小中高校・学童等に支援員が訪問し、児童への支援や環境設定などの関係者への助言を行う			
障害児入所支援事業	ショートステイ（短期入所）	家族が面倒を看られないときなどに入所する			
	長期入所	長期間入所する			

※身体障害児・医療的ケア児・難病児はこの他にも利用できる福祉／医療費制度がある。

※18歳で障害者総合支援法における障害支援区分認定のために、市町村から医師に医師意見書を求められることがある。

2.ソーシャルワークの専門家と連携すると医療の負担は軽減する

公的支援や福祉サービスには、地域によってこまかい違いや独自のサービスがあるので、かかりつけ医がすべてを把握するのは容易ではありません。また、受けられるサービスや制度の説明には時間がかかるので、ソーシャルワークの専門家にお願いするのがお勧めです。

公的支援の窓口は市町村の障害福祉担当（子ども福祉課など）で、手当や手帳の申請を受け付けています。あるいは障害者のケアマネジャー的な存在であるSWを紹介し、【症例】のように社会資源の調整を行ってくれます。SWは、地域で相談支援事業を行っている事業所に所属していることが多いので、顔の見える関係を築くとよいでしょう。

今後、KKくんはSWのマネジメントで平日や長期休みは放課後等デイサービスに通い、ときどき週末に短期入所でお泊りを経験し、特別支援学校高等部を卒業後は生活介護事業所を利用することになります。療育手帳を更新しながら18歳までは特別児童扶養手当、20歳からは障害者年金の給付を受けることもできるでしょう。弟も児童発達支援に通うようになれば、母親も働きに出られそうです。**医師の役割は、必要なときに持参された診断書を作成することです。**

私はこうしている

1.受給者証のための意見書は社会的病名で作成する

地域によっては、受給者証を申請するときに医師の意見書を求められます。発達障害診療では早期支援がとても大切ですが、2～5歳ではまだ診断できない子どもも少なくありません。また、専門機関を受診するのに何か月もかかることもあります。筆者は、かかりつけ医が子どもを見て、あるいは幼稚園／保育園の話を聞いて「**早期介入・支援が望ましい**」と考えたときは、初診で正確な診断がつかなくても社会的病名として「**ASD（疑い）**」など虚偽ではない範囲で意見書を作成しています。医学的正確さを求めて必要な支援が遅れることは避けるべきだと考えています（Q22/→P.94参照）。

もしKKくんのように初診で病院に来た子どもがパニックを起こしたら、それだけで間違いなく支援が必要な子どもですから、日を改めて家族だけで受診してもらう必要があります。医療が少し気を利かせて社会資源とSWを紹介し、必要な意見書を作成するだけで、その子どもと家族の支援が動き出すかもしれません。

- ☐ 知識不足から社会資源を利用できていない家庭もあるので、医療から社会資源やSWを紹介しましょう。
- ☐ 医学的な正確さにこだわって支援が遅れないように、必要なケースには社会的病名で意見書を作成しましょう。

文 献

1) 市河茂樹．外来で診る子どもの発達障害　どこまでどのように診るか? pp288-289．羊土社．2021．

ネット・ゲームとの付き合い方

■ ネット・ゲームは悪者ではない

発達外来では「スマホばかり見て勉強しない」、「ゲームに○十万円課金した」、「家出してSNSで知り合った異性の家に行った」などネットやゲームに関する相談をよく受けます。しかし、ネットやゲーム自体が悪いわけではありません。むしろ情報通信技術（information and communication technology：ICT）の進歩によって恩恵を受けている子どもの方が多いでしょう。

■ 発達障害とICT

代表的なICTの恩恵は、sLDの子どもの読み上げ機能や音声・キーボード入力を使った学習支援です。ASDでもネットで自分の興味を掘り下げたりマニアックな仲間を見つけたりできますし、ADHDではスマホのTo Do Listやスケジュール管理機能に助けてもらえます。その一方でASDではネット上のトラブルが多く、ADHDでは過集中や衝動的な買い物の頻度が高いというデータもあり、発達障害の人たちは良くも悪くもICTの影響を大きく受けると言えるでしょう。

■ ICTに接するのは早い方がよい？

今後、ICTを使わずに生活することは考えられません。大切なのは節度を持って利用することであり、それは大人が子どもに教えるべきことです。ですから、なるべく親が子どもをコントロールできる小さいうちに使い始める方がよいかもしれません。吉川は「ネットやゲームについての約束は子どもには守れない。（中略）大人が守らせるもの」[1] と述べていますが、筆者も同意見です。ネットやゲームの依存性や危険性についても小さいうちから教え、将来の問題を予防する必要があると思います。

■ まずは親から

待合室で子どもから目を離してスマホを見続けている母親や、毎晩ゲームに課金を繰り返している父親が子どもに約束を守らせることはできません。かかりつけ医は、子どもが小さいうちから「親のネット・ゲームとの付き合い方」に気を配り、注意を促すようにしましょう。

文献

1) 吉川徹．ゲーム・ネットの世界から離れられない子どもたち．合同出版株式会社，2020．

第8章

定期通院と
トランジション
（成人期診療科への移行）

発達障害診療の目標は何ですか？「予後良好」とは定型発達になることですか？

- □ 現在の医学では、発達障害を「治癒」させることはできない。
- □ 発達障害の中長期的経過調査は、多面的な指標で予後を判定している。

症例

7歳（小学1年生）男児　LLくん

■主訴
私立小学校から自主退学を勧められた。

■これまでの経過
　運動言語発達に遅れはなかった。幼稚園では何でも一番でないと気が済まず、他の子どもとのトラブルが絶えなかった。発表会で主役がもらえなかったときは練習を拒否して暴れ、本番が終わるまで幼稚園を休んだ。私立小学校に入学したが、授業中の不規則発言や他児への暴力があり、他の子どもの持ち物を勝手に持ち帰って注意されると担任を蹴って学校外に飛び出した。7月に学校から「安全を確保できない」と自主退学を勧められた。学校と話し合う中で「発達障害の疑いがある」と言われて受診した。

> LL　：黙って借りただけなのに「盗んだ」と言われた。あの先生がいる学校には行きたくない。将来は日本国王になって全国民を家来にする。
> 医師：夢の実現は合法的かつ自己責任でお願いします。待合室にどうぞ（退室）。
> 　　　個人的には個性的で好きなタイプですが、医師としては自閉スペクトラム症、

ASDと診断します。ASDとは（中略）、いかがでしょう。

父親：その自閉スペクトラム症は治るのですか？　薬とか食べ物で……。

医師：現在の医学では、ASDをはじめとした発達障害を治すことはできません。そもそも、発達障害は多様な脳機能の一型です。社会生活に支障があれば障害となり得ますが、治すべき病気ではありません。

父親：治せないなら、病院は診断するだけですか？　レッテル貼りですか？

医師：私はご両親や学校が、いずれはLLくんが自分自身をよく理解して、発達特性を制御できるようになるお手伝いをしたいと思います。大人になったとき、自分の能力を生かして社会に参加し、自分は「幸せだ」と感じて生きてほしいですね。そのためには社会スキルも必要ですし、二次障害を起こさない子育ても重要でしょう。医療もご両親も「何もできない」わけではありません。むしろ、やるべきことが山積みです。

母親：小学校では「特別な扱いはできない」と言われました。親子で頑張って合格したので退学せずに済むように診断書を書いてください。

医師：お気持ちはわかりますが、本人が「行きたくない」と言い、しかも配慮の経験やノウハウがない環境が現在の、そして今後のLLくんにとって最善の選択肢でしょうか。まずそこを考えましょう。

解説

1. 現在の医学では、発達障害を「治癒」させることはできない

発達障害は脳機能に起因する個人の特性です（Q1/→P.2参照）。社会生活で困難を抱えやすいため「障害」として特別支援教育や福祉が必要になりやすいのは事実ですが、元々は脳の多様性であり、治癒させるべき「疾患」ではありません。そもそも発達障害を定型発達にする方法もないので、**発達障害診療の目標は「定型発達になる」ことではありません**。

2. 発達障害の中長期的経過調査では多面的な指標で予後を判定している

発達障害、主にADHDとASDでは中長期的経過に関する調査が行われています。それらの評価指標は、中核症状の推移、教育・学歴、職業・経済的機能や就労経験、メンタルヘルスなど多岐に渡ります。さらにADHDでは物質使用、反社会的行動、自動車の運転（交通事故）、ASDでは独居（自立）、親しい友人やパートナーの存在な

どが指標に用いられています[1-3]。

　客観的に見ると中核症状が軽減し、大学を卒業して高給で安定した仕事に就き、逮捕歴がない人たちが予後良好群ですが、個人レベルで考えると必ずしもそうとは限りません。そこで「個人の幸福度」や「自己有能感」などの主観的な評価を指標とする調査も出てきています。

私はこうしている

1. 自分で発達特性を乗りこなして自分が望む人生を選択する

　筆者の外来では成人後の目標として 表39-1 の3つを挙げています。そのためには、まず家族など周りの人が、最終的には子ども自身が大人になる過程で発達特性を理解して、その長所を生かし短所を抑えることが必要です。そうして発達特性を乗りこなせるようになれば、自分が望む人生を選択できるでしょう。その後は一人ひとりの生き方の問題であり、家族や医療が誘導したり、まして指示したりするものではないと思います。

　「発達特性を乗りこなす」ことは、「周りに合わせて定型発達と同じ行動様式（カムフラージュ）を獲得する」こととは違います。**ASDの人が無理をして周りと同じ行動を取り続けると、幸福度が低く不安障害やうつなどの二次障害のリスクが高くなることがわかっています。**つまり、発達障害の人は自分を殺さずに社会と折り合いをつける適度なスキルを獲得する必要があり、医療にはこのバランスをモニターする伴走者としての役割も求められています。

2. 短期的な目標に振り回されない

　LLくんの母親の短期的な目標は、私立小学校に在籍し続けることです。家族や学校は短期的な目標、例えば「離席しない」とか「発表会のダンスが踊れるようになる」など目の前の問題に目が向きがちです。

表39-1　発達障害診療の目標

①自立して社会参加する
例：家族に依存せず、就労して経済的に自立して人間関係が良好である
②自分は「幸せだ」と感じている
例：自己有能感が高く、精神疾患などの二次障害がない
③生まれ持った能力を生かしている
例：能力に応じた職業・人間関係・収入・余暇を得ている

しかし、まだ7歳のASDであるLLくんを、配慮の経験やノウハウがない小学校に在籍させるには、LLくんに前述のカムフラージュを強いる必要があります。それ自体が難しい上、仮に一時的に適応したとしても長期的には二次障害のリスクが高まります。**短期的な目標を相談されたときには、それが本人に無理をさせないか、あるいは80年の人生を考えたときに無理をさせるほどの課題なのか、再考してもよいでしょう。**

> **まとめ**
>
> ☐ 発達障害診療の目標は、本人が自己理解を深め、発達特性を乗りこなして自分の人生を選択することです。
> ☐ 発達特性を抑制する（カムフラージュ）だけでは幸福度を下げる可能性があり、発達特性と社会の折り合いをつけるバランスを大切にしましょう。

文献

1）齋藤万比古ら編．注意欠如・多動症－ADHD－の診断・治療ガイドライン 第5版．pp384-391. じほう．2022.
2）Howlin P, et al. Social outcomes in mid- to later adulthood among individuals diagnosed with autism and average nonverbal IQ as children. J Am Acad Child Adolesc Psychiatry 2013; 52: 572-581.
3）Cederlund M, et al. Asperger syndrome and autism: a comparative longitudinal follow-up study more than 5 years after original diagnosis. J Autism Dev Disord 2008; 38(1): 72-85.

第8章　定期通院とトランジション（成人期診療科への移行）

長期的な目標はどのように設定したらいいですか？
～発達障害の予後あれこれ～

症例

6歳（幼稚園年長）男児　MMくん

■主訴
子どもの将来のイメージができない。

■これまでの経過
　2歳過ぎても有意語がなかったため他院を受診し、ASD＋IDと診断されて療育を始めた。3歳過ぎたころから喋るようになり、日常生活習慣も確立した。幼稚園では対人トラブルもなく、5歳で療育手帳が非該当となったことで、母親は「MMの発達障害は治った」と安心して通院も中断していた。就学相談で特別支援学級（自閉／情緒）を勧められたことにショックを受け、当院を受診した。

MM：（将来の夢は？）いすみ鉄道の社長になって、キハ28形を復活させる。

医師：今のキハ52形車両じゃだめですか？　見た目は同じじゃない？

MM：オレンジとベージュの色が逆です。運転席は赤じゃないと（後略・退室）。

母親：知能検査のFIQ：129は平均以上ですよね。どうして支援学級？（泣）。

父親：MMはこだわりが強いしマイペースなので、私は「支援学級から」という教育委員会の意見に納得しています。でも自閉症が治らないのなら、将来普

通に働けるのか、それとも親が一生面倒を見る覚悟がいるのか、将来の見通しを知りたいです。

医師：長期的な目標の共有はとても大切です。MMくんに当てはまるとは限りませんが、自閉スペクトラム症の将来を予測する因子はある程度明らかになっています。例えば、言葉の遅れ自体は5〜6歳までに会話ができれば予後不良因子ではありません。MMくんのような高IQの人では、IQの高さや言葉の能力よりもASDの対人症状が将来を左右します。MMくんはこだわりが強そうですが、対人は良好ですね。

母親：自立して働けそうですか？

医師：それが目標だと思います。母親の適切なサポートが心理的・社会的QOLを改善させますから、お母さんは、支援学級でMMくんのペースに合わせた小学校生活を始めることを応援してあげてください。無理をさせて精神疾患などの合併症を起こさないようにしましょう。

母親：MMに合った教育をするのが、適切な親のサポートなのですね。

医師：そうです。ASDは治らないから、電車の時刻表を肴に晩酌する大人になるかもしれません。でも、MMくんの心理的QOLを保つためにそこは許容してあげてください。「自立して社会参加している幸せなオタク」が、医療が想定するMMくんの長期的な目標です。

解説

┃1. 発達障害診療では、長期的な目標の共有は不可欠である

Q17でも強調しましたが（→P.74参照）、**発達障害診療では長期的な目標（将来の見通し）を家族と共有することが大切です**。子どもの行動に悩んでいる家族は、悲観的な将来を想定したり、将来を思い描くことができず途方にくれたりしています。そうした家族に根拠を持って長期的な目標を示すことができると、家族も前向きになって具体的な対応が取れるようになります。

MMくんの場合、「二次障害を起こさずに思春期を乗り越えれば、自立した大人になれます。小学生の間はいろいろありそうですが、MMくんのポテンシャルを信じて焦らずに育てましょう」と励まし続けるのが医療の役割です。

MMくんはちょっと変わった趣味・嗜好の大人になりそうです。しかし、それがASDの症状であっても、他人に迷惑をかけないのであれば治療の対象にはなりません。そこを修正しようとすると心理的QOLが低下してしまうので注意しましょう。

2.長期的な目標は、発達障害の予後予測因子に基づいて個別に設定する

発達障害の予後予測因子を 表40-1 に示します。この表は、予後判定基準や観察期間が異なる複数の研究結果から筆者が作成したので学術利用に耐え得るものではありませんが、外来診療の参考にしています。

表40-1 発達障害の予後予測因子

自閉スペクトラム症	
知的能力（IQ）	・IQ 低値の場合、生活の制約は大きい。 ・5 〜 6歳までにコミュニケーションとしての言語を獲得できないと予後に影響する。 ・児童期の IQ 高値は O.O.* の予測因子となる。 ・平均知能以上の群では IQ は予測因子にならない。 ・IQ や学力より「タスクを完了できる能力」が、日常生活機能と強く相関する。
ASD 症状	・平均知能以上の群では対人領域症状が予後と強く相関。 ・ASD 症状が弱いほど O.O. が多い。 （言語模倣・運動スキル・早期診断と治療も O.O. と相関）
家族機能	・母親の高学歴は急速発達と相関する。 ・母親の適切なサポートは心理／社会的 QOL と相関。
早期診断	・3歳までの診断・介入は心理的 QOL と相関。
合併精神疾患	・ASD 以外の精神疾患は予後を悪化させる。 ・攻撃的言動は社会的 QOL を下げる。
ADHD	
素行症・反社会的行動	・交通事故・精神科入院・死亡率を上げる。 ・全体的機能、職業機能、心理的健康に悪影響がある。
中核症状の持続	・精神疾患、事故、素行症、反社会的行動が増える。 ・推定寿命を12年短縮する。
知的能力（IQ）	・IQ 低値は ADHD 症状を持続させる。 ・IQ 低値は生活機能を低下させる。
初診時の重症度	・成人後の社会適応機能を低下させる。
家庭・社会要因	・世帯年収、家族規模、両親の夫婦機能や監視機能と成人期の機能低下が相関。
合併精神疾患	・破壊的行動・不安・気分障害が、機能低下・自傷行為・重度のアルコール問題と相関。
治療への反応	・中枢刺激薬が一部の子どもの長期的転帰を改善する。 （留年・気分障害・不安・破壊的行動を減らす） ・治療の種類・内容・頻度・強さは予後と相関がない。

*O.O.（Optimal Outcome：最適予後群）：成人後にASDの診断基準を満たさなくなる群

（文献1〜5を元に筆者作成）

以前はIQ値が予後に大きく影響すると考えられていましたが、最近はそれ以外の因子の影響も強調されるようになっています。もちろん低IQは予後に影響しますが、**平均知能以上のASDでは必ずしも高IQが予後と相関しません。**実際、外来では不安が先走って何もできない、あるいはカムフラージュが過剰になって抑うつになっている「頭が良すぎて人生がうまく行かないASDの人」によく出会います。

　なお、表には挙げていませんが、**IDの予後予測因子は、IDの重症度、原因、合併症**（視聴覚・運動障害、発達障害、精神障害、被虐待）、**環境要因**（早期介入、社会資源の利用、家族機能と収入、モチベーション・機会）などがあります。

　しかし、このような研究に基づく予後予測因子が、目の前の子どもに当てはまるとは限りません。一人ひとりの子どもやその家族、養育環境をしっかり把握して長期的な目標を設定しましょう。

私 はこうしている

1.後天的に変更可能な因子に注目して予後を改善する

　予後予測因子には、変更できない知的能力やASD・ADHD症状などの先天的な因子と、医療や支援者の介入で変更できる後天的な因子があります。筆者は、変更できる因子のうち、①家族（特に母親）の継続的な支援、②破壊的行動（暴言・暴力や非行・反社会的行為）の軽減、③自尊心低下や精神疾患合併の防止の3つを特に意識して診療しています。そのためには、早期発見と早期介入、無理のない目標設定、家族の理解と適切な対応、そして、それらを継続していくことが重要です。

　Q39・Q40と発達障害の予後について考察しましたが、結局、**家族の健全かつ常識的な子育てが最高の予後改善因子です。**医療も健全な常識に従って、家族と子どもの絆を継続的に支援していきましょう。

文献

1) 浦谷光裕ら. 発達障害児・者の予後と転帰の所見について教えてください. 精神医学 2023; 65(5): 535-539.

2) 齋藤万比古ら. 注意欠如・多動症―ADHD―の診断・治療ガイドライン 第5版. pp384-391. じほう. 2022.

3) Howlin P, et al. Social outcomes in mid- to later adulthood among individuals diagnosed with autism and average nonverbal IQ as children. J Am Acad Child Adolesc Psychiatry 2013; 52(6): 572-581.

4) Weissman L, et al. Autism spectrum disorder in children and adolescents: Overview of management and prognosis. UpToDate®.
https://www.uptodate.com/contents/autism-spectrum-disorder-in-children-and-adolescents-overview-of-management-and-prognosis [最終アクセス2024年12月6日]

5) Molina BS, et al. The MTA at 8 years: prospective follow-up of children treated for combined-type ADHD in a multisite study. J Am Acad Child Adolesc Psychiatry 2009; 48(5): 484-500.

子どものライフステージに応じた支援の注意点を教えてください

原則＆エビデンス

☐ 年齢や発達段階に応じて、変化する課題を先取りしながら診療する。
☐ 子どもの将来像をイメージして、支援の量と質を調整する。

症例

9歳（小学3年生）男児　NNくん

■主訴

療育手帳の更新ができなかった

■これまでの経過

　2歳過ぎに有意語がないことを主訴に発達外来を初診した。共同注意や模倣がなく、ASDが強く疑われることを伝えて療育を開始した。3歳過ぎから有意語が出るようになったが、保育園生活ではトラブルが多く、集団活動はほとんど参加しなかった。小学校入学直前に排泄を含む身辺自立を獲得し、知的学級在籍で小学校に入学した。小学3年生で療育手帳更新の申請をすると、田中ビネーVでIQ：95であり更新できなかった。

NN：こうして朽木元綱は信長のピンチを救ったのでした……。
母親：最近、戦国時代が好きになって。話が止まらないから待合室でいいですか？（退室）　療育手帳が更新できないってことがあるんですね。
医師：NNくんは驚異の最適予後群ですからね。言葉、集団行動、日常生活習慣、学習など、幼児期から学童までの課題を着実にクリアしています。就学前後のASDの子どもは知能検査がきちんとできなくてIDと間違えられることがあります。NNくんはIDじゃなかったですね。

母親：では……、特別児童扶養手当はもらえなくなりますか？

医師：ASDで申請はできますが、むしろ息子の成長を喜んでいただきたい。

母親：このまま、発達障害がなくなるということはありますか？

医師：ASDの特性はなくなりませんが、心理的にも社会的にもいい感じで大人になれる可能性は十分にあると思います。

母親：私の子育ても一安心ですか。

医師：お母さんがよく頑張ってきたことは知っています。でも、小学3〜4年生はわりと安定する年頃ですが、高学年になると空気を読むコミュニケーションが求められます。私に信長の朽木越えを語るNNくんのままでは苦戦するでしょう。その後は思春期ですから、まだまだ……。

母親：友達や恋人もいない中学生になったらどうしよう。

医師：恋人不在は、治療対象ではありません。お母さんも恋人作りまで支援したらダメですよ。

解説

1. 年齢や発達段階に応じて、変化する課題を先取りしながら診療する

発達障害の有無にかかわらず、子どもの成長に応じて課題は変わっていきます（**図41-1**）。ASDとADHDでは苦戦する課題は違うかもしれませんが、**年齢（IDがあれば発達段階）に応じて「今、取り組むべき課題」や「次にやってくる課題」をある程度推測することができます。**

【症例】のNNくんのようにIDがなく対人が受け身型のASDの子どもは、小学3年生くらいで生活が安定することがあります。しかし、そのまま大人になれるとは限りません。これからギャングエイジが始まり子ども同士の仲間意識が高まる中、NNくんは自分の居場所を見つけられるでしょうか。発達障害の診療では、安定しているうちに家族に次の課題を伝えることが大切です。NNくんには学校と家庭以外の世界を広げ、人と関わる機会が増えることを目的に習いごとを始めるように勧めました。特にスポーツ系だと体力づくりにもなりますし、不安定な思春期を支えてくれることもあります。

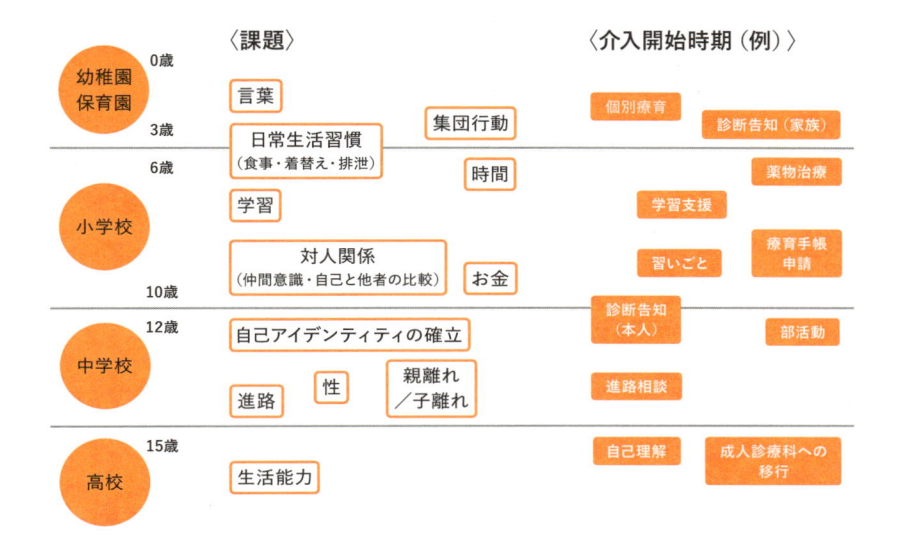

図41-1　発達と年齢に応じた課題

（市河茂樹．外来で診る子どもの発達障害　どこまでどのように診るか？ p240．図2．羊土社．2021より許可を得て転載）

2.子どもの将来像をイメージして、支援の量と質を調整する

　発達障害の子どもは、小さい頃はとても手がかかります。しかし、10 〜 12歳になって前頭前野の成熟が進む時期に大きく成長します。この時期までに子どもの将来像、つまり社会に出る姿をイメージして家族と共有することが大切です。

　NNくんはASDの最適予後群であり、成人後の目標は社会で自立して生活することです。もちろん課題は山積みですが、社会人になるまでに挫折を経験し、それを克服する力を身につける必要があります。例えば「なぜ、オレには友達がいないのだろう」と疑問を持ち、自分の特性に気づいて、社会で生きていける程度の対人スキルや他人との距離感を獲得しなければいけません。その間に孤独も感じるでしょうし、悲しい経験もするでしょう。NNくんが福祉の中で生きる人なら、「お友達になってね」と介入しても良いかもしれませんが、社会で自立することを目指すのなら、母親が友達や恋人づくりを手伝うべきではありません。

　子どもの頃から診ていると、家族だけでなく医療者も支援過剰になりがちです。子どもの成長と見通しに応じて支援の量と質を調整しましょう。

1.ライフステージを通じて支援し続ける人を見つける

筆者は、発達障害診療を通じて多くの子どもとその家族に10年、20年という単位で関わっています。一人ひとりの子どもについて筆者なりの見通しを持って診療していますが、残念ながら、思いもよらぬ経過を経て幸せとは言えない転帰をたどる子どもも少なくありません。

その経験から、**発達障害の子どもの未来を決める大切な要素に「支援し続ける人の存在」がある**と感じます。短期間、集中的に質の高い支援や療育を行うより、完璧な支援ではなくてもライフステージを通して支援し、見守りを続ける人がいる方が幸せな大人になれることが多いのです。

支援し続ける人の多くは母親を中心とした家族ですが、その母親を支援する福祉関係者や、子どもが入所している児童養護施設の職員さんのこともあります。子どもを無条件に受け入れて、ときには戦いながらでも目を離さずにいてくれる人がいれば、途中で紆余曲折があっても、子どもたちは自分の人生を構築していきます。そのため、**筆者の診療では家族（あるいは支援者）と子どもの絆とその維持を最優先**にしています。

もちろん、愛情だけあっても過度に束縛したり、子どもに支配されて言いなりになったりしているだけでは「支援し続ける人」とは言えません。適切な課題の選択や子どものライフステージに応じた支援の調整、子どもとの距離感を助言するのが医療の役割です。また医療者自身が「支援し続ける人」になれる場合もあります。そうした子どもに巡り合えるのも発達障害診療のやりがいの一つです。

まとめ

- ☐ 年齢（発達段階）に応じて課題を先取りし、将来の見通しに応じて支援を調節しましょう。
- ☐ ライフステージを通じて支援し続ける人を見つけ、一緒に成長を見守りましょう。

参考文献

1) 市河茂樹. 外来で診る子どもの発達障害　どこまでどのように診るか? p240. 羊土社. 2021.

急に子どもの様子が変わった／予想と違う経過になったとき、どうしたらいいですか？

原則＆エビデンス

- ☐ これまでの診療の基礎となっている情報やアセスメントを見直す。
- ☐ 新しい環境の変化や身体・精神疾患、薬物副作用の可能性を検討する。

症例

9歳（小学4年生）男児　○○くん

■主訴

乱暴な行動が再発した。

■これまでの経過

　幼稚園まで問題を指摘されたことはなかった。小学校入学後、思い通りにならないと大声を出す、近くにいる子どもに暴力を振るうなどの行動があり、発達外来を初診した。平均知能のADHDと診断され、抗ADHD薬を開始すると小学3年生までは比較的安定して過ごした。小学4年生になって毎日のように下級生や止めに入った教職員への暴力が見られるようになったため、教頭先生が同伴して定期受診した。

○○：（母親を見ながら）ママとは仲良くしているよね、ね。

教頭：でも、学校で先生を叩いたり蹴ったりしたでしょう。

○○：うるさい（母親を数回叩いた後、自分から診察室を出る）。

母親：ほぼ毎日、今みたいに叩かれています。もう、私はあざだらけです。

教頭：学校でも誰も何もしていないのに、突然下級生に馬乗りになって叩き始めました。大人が引き離したら「何でボクだけ我慢しないといけないんだ」と

言っていましたが、何を我慢しているのかわかりません。体が大きくなって、
　　　薬が足りなくなったのではないでしょうか？

母親：脳の病気とかも心配です。

医師：担任も学級も持ち上がりで、学校で大きな環境の変化はないのですね。ご
　　　家庭では○○くんのご乱行の原因に心当たりはありませんか？特に「ボクだ
　　　け我慢」という発言が気になるのですが……。

祖母：（母親に）わかっているでしょ、あなたが言いなさい。

母親：単身赴任だった父親が仕事を辞めて帰ってきました。毎日家に居て「○○の
　　　勉強を見る」と言いながら、わからないと「バカ」と……。○○は泣きなが
　　　ら宿題をやっています。先日、○○が反抗したら父親が馬乗りになって、顔
　　　のすぐ横の床をドンドンと何回も殴りました……。

解説

1.これまでの診療の基礎となっている情報やアセスメントを見直す

　発達障害の診療では、初期に子どもをアセスメントし（Q14／→P.59参照）、目標や
見通しを持って診療する（Q17／→P.74参照）ことが大切です。アセスメントが正確なと
きは、自分でも驚くくらい予想通りの経過をたどることもありますが、逆に子どもの様子
や行動が急に変わり、予想と違う経過になることがあります。

　そうしたとき、「何か新しい変化の影響だ」と考えがちですが、まず「これまでのア
セスメントや診療は適切だったのか」を振り返ることが重要です。○○くんは幼稚園ま
で目立った多動や衝動性はなく、典型的なADHDの経過とは言えません。実は、小
学校入学の直前にも父親が半年ほど失業して自宅にいる時間が長く、母親へのDVも
あったようです。その後、父親が単身赴任で自宅を離れ、今回○○くんが4年生にな
るタイミングでまた戻ってきました。○○くんの行動上の問題は、明らかに父親との距
離・父親のDVと相関しています。母親への甘えと暴力、自分より弱い者に馬乗りにな
る行動は、父親の行動の模倣（被虐待経験の再現）と解釈できます。そもそも○○くん
はADHDではなく被虐待児だったのではないか、すると抗ADHD薬は必要だったの
かと、これまでの診療を見直す必要があります。【症例】では、家族と学校にアセスメ
ントの見直しを伝え、薬物を増量するのではなく、行政と協力して父親への働きかけを
強める治療方針に変更することを説明しました。

　予想外の経過になったとき、筆者は学校や行政、祖父母など広く情報を集め直すこ

とから始めています。これまでの診療を見直すのは、○○くんのように家族が語らなかった家庭の事情（不適切な養育）があるか、過剰適応（カムフラージュ）で医師を始め支援者が子どもの知的能力や発達特性を見誤っている場合が多いと思います。まさに「非典型例を見たら、IDと不適切な養育を疑え」という格言の通りです。

2.新しい環境の変化や身体・精神疾患、薬物副作用の可能性を検討する

子どもを正しくアセスメントできていても、子どもの人生に新しい要因が加わって行動が変化することがあります。親の離婚・再婚や進路などの環境の変化や、抑うつや不安・強迫症、摂食障害などの精神疾患は比較的わかりやすいのですが、**身体疾患・薬物の副作用を見逃さないようにしましょう。**

筆者は、「頭痛を訴えて不登校になった」小学生が脳膿瘍、「疲れた、と言ってゲームばかりしている」中学生が肝障害、「こだわりが強くなり、自分から行動しなくなった」中学生が抗NMDA受容体関連脳炎、「母親が勉強を教えようとすると怒って暴れる」小学生が抗ADHD薬の副作用（易怒性）だった経験があります。特に最後のケースは「母親が勉強を教える」という状況で易怒性が目立っていたので、母親の対応に問題があると考えていましたが、薬物を中止するとガラッと様子が変わり母親と学習できるようになりました。

決して多くはありませんが、発達障害診療の経過中に身体疾患を発症したり、薬物を始めて数か月経過してから副作用が顕在化したりすることもあるので注意してください。

私はこうしている

1.変化が起こりやすい思春期までは定期通院を続けてもらう

発達障害があっても、安定した小学生生活を過ごせる子どもは少なくありません。「もう発達障害は治ったのではないか？」と感じる家族もいますし、順調すぎて外来で話し合う議題がないので「いつまで病院に通うのですか？」と聞かれることもあります（Q46／→P.201参照）。

そうしたとき、筆者は「発達障害は治るわけではありません。今は能力が社会的な要求を上回っているので平和ですが、思春期になると急に社会的な要求が高まり、人間関係の複雑さが増します。そこを乗り越えられずに、急に問題行動や精神疾患を起こすことがあるので（Q45／→P.197参照）、**思春期までは1～2回／年でいいから通院してください**」とお願いしています。

- ☐ 予想と違う経過になったら、まず情報を集め直して、これまでの診療を振り返りましょう。環境要因や精神疾患以外に、身体疾患や薬物副作用が原因のこともあります。
- ☐ 特に変化が起こりやすい思春期まで、モニタリングを続けましょう。

専門医／専門機関に紹介すべきケースについて教えてください

□ 必要な介入を自分で提供できない場合は専門医／専門機関に紹介する。

□ かかりつけ医は、自身の経験や環境で診療できる範囲を知っておく。

症例

14歳（中学2年生）女児　PPちゃん

■主訴

施設を抜け出してしまう。

■これまでの経過

　養育困難のため2歳から児童養護施設に入所している。多動・不注意症状があり5歳でADHD、11歳で手洗いなどの強迫症状が出現して強迫症と診断されて抗うつ薬を内服している。WISC-IVではFIQ：71（境界域知能）だった。中学生になってリストカットや、学校を休んでSNSで知り合った男性に会いに行くようになった。施設職員に携帯電話を没収されると、夜に施設を抜け出し、朝4時に警察に保護された。

PP ：先生（施設職員）に怒られて部屋に戻ったところまでは覚えている。次の記憶は警察署でジュース飲ませてもらったところから。

職員：23時の見回りの時は部屋で泣いているのを確認しています。その後、パジャマのまま裸足で3階の窓から出て行ったみたいですが、普通なら降りられるような場所ではないし、何回聞いても記憶がありません。

医師：出て行こうとか、死んでやる、とか思ったの？

PP ：死ぬつもりはないけど、もう施設を出て自由になりたい。東京に行って、テレビに出ていたお店で働いて生活する。

医師：テレビに出る店でも、さすがに未成年は働かせてはくれません。高校に行って卒業して、それから安定したところで働きなさい。

職員：もっと言ってください……。ただ、私たちも安全を確保できなくて……。

解説

1.必要な介入を自分で提供できない場合は専門医／専門機関に紹介する

Q8（→P.33参照）では初診時にすぐに専門医／専門機関に紹介するべきサインを検討しました。本節では、**定期通院している子どもにどのような変化が起きたら専門医／専門機関に紹介するべきか、つまり「かかりつけ医はどこまで診るべきか」**について考えましょう。

PPちゃんは、元々は境界域知能のADHDです。施設に入所しているので規則正しくルールが明確な環境で生活しており、当初は診療上の困難はありませんでした。しかし、小学校高学年で強迫症状が出てくると、その後は発達障害より合併する精神疾患が主な問題になっていきます。中学生になると自傷や性的逸脱行動が出現し、今回は健忘を伴い安全を確保できない出来事が起こりました。

かかりつけ医でも、個人の知識や経験、環境によって診療できる範囲は違います。発達障害の診療を始めたばかりであれば、強迫症状が出てきた段階で紹介した方が無難でしょう。抗うつ薬を使いこなせるなら強迫症状も診療可能でしょうし、【症例】のPPちゃんのように児童相談所の心理士や施設職員と協力できるケースなら自傷や性的逸脱行動まで診る選択肢もありそうです。しかし、安全を確保できない事態を繰り返すようなら、さすがにかかりつけ医が診療を続けるのは無理だと思います。

PPちゃんは入院施設のある児童精神科に紹介しました。幸い入院には至りませんでしたが、登校できなくなったのでデイケアに通い、カウンセリングを受けながら薬物調整をしています。状況が劇的に改善したわけではありませんが、かかりつけ医では提供できない介入が始まり、いざというときに入院できる環境で治療を受けられています。

2.かかりつけ医は、自身の経験や環境で診療できる範囲を知っておく

PPちゃんについて、Q40（→P.176参照）で紹介した予後予測因子を検討すると、成長するにつれて難しい経過になることは予測できました。PPちゃんをもっと早く専門医／専門機関に紹介していたら、違う経過があったかもしれない、と反省しています。

どんな領域でもそうですが、**自分の知識や経験、診療環境で診られる限界を知って
おくことは大切です**。特に発達障害診療では同じ症状、同じ病名でも治療介入の方法
や効果には個人差があるので、文献で学んだことが目の前の子どもに役立つとは限り
ません。「自分はこの子どもを正確にアセスメントできていない」とか「次に打つ手を
思いつかない」と感じたときは、無理をせず専門医／専門機関に紹介した方がよいで
しょう。紹介後も風邪などで受診したついでに「今はどんな治療を受けているのです
か？」と聞いてみると専門医の診療を学ぶことができます。

私はこうしている

1. かかりつけ医は社会的要因も考慮して診療範囲を決める

　個人的に感じている発達障害診療の難易度を 表43-1 にまとめました。

表43-1 発達障害診療の難易度（私見）

難易度	具体例
かかりつけ医が 余裕を持って診療できる	・育児相談の延長 ・不安の強い保護者への対応 ・家族機能が高い典型的な発達障害 ・標準的な治療（親ガイダンス・薬物）によく反応する
かかりつけ医が 頑張れば診療できる	・地域連携が必要（ペアトレ・園や学校・行政） ・2〜3種類以上の薬物併用が必要である ・標準的な治療でうまく行かない ・予後不良を予測する因子が多い ・日常生活に困難がある（暴力・不登校など） ・身体合併症（摂食障害など） ・著しく家族機能が低い／不適切な養育がある 　（家族内の不和や DV ／精神疾患／経済的困窮、 　行政・児童相談所・入所施設と連携が必要）
専門機関への 紹介を検討する	・1歳6か月を過ぎても有意語がなく、早期専門的療育が必要 ・未診断の基礎疾患が疑われる（複数の先天奇形・身体合併症など） ・精神疾患（抑うつ・不安障害・強迫性障害など） ・自傷・他害・解離症状があり、安全を確保できない ・複数回の犯罪行為 ・適切なアセスメントができない（方針が立たない）

筆者は問題が「発達障害」の間は自分で診療しますが、二次障害で「精神疾患」が問題になってしまうと紹介を検討し始めるようにしています。二次障害に比べると、発達特性の強さ自体が紹介理由になることは滅多にありません。

　もう一つ、強調したいのは**社会的リスク**です。発達障害診療には、患者家族と感情的な行き違いが起きる、待合室で子どもがパニックを起こして他の患者さんに迷惑がかかる、他の患者さんの待ち時間が延びるなど、外来運営上のリスクがあります。病院の規模や多職種チームに守られている専門医／専門機関に比べると、筆者のような**かかりつけ医が社会的リスクに脆弱なことは否定できません**。

　私見ですが、かかりつけ医は攻撃的で信頼関係を築けない家族や、犯罪歴・過量内服歴のある子どもなど、社会的リスクが高いケースを無理して診療する必要はないかもしれません。これは自分の好悪で「患者を選ぶ」わけではなく、**専門機関とかかりつけ医では「診療対象／範囲が異なる」**と理解していただきたいと思います。

> **まとめ**
>
> ☐ かかりつけ医は、知識・経験・診療環境に応じて自分が診療できる範囲を把握し、無理せず専門医／専門機関と連携しましょう。
>
> ☐ 社会的リスクも、かかりつけ医の診療範囲を決める要因の一つです。

子どもが良くなりません。
医師の気持ちが焦ってしまいます

原則＆エビデンス

- ☐ 発達障害の子どもの成長パターンを知って経過を判断する。
- ☐ 医師自身と子ども・家族の治療上の境界線を意識する。

症例

7歳（小学2年生）男児　QQくん

■主訴

落ち着きがなく、担任に反抗する。

■これまでの経過

　幼少時から多動で、小学校入学後は離席や不規則発言が目立ったが、大らかな担任に恵まれて楽しく過ごした。小学2年生になり、休み時間が終わっても教室に入らないことで新しい担任に母親が呼び出され、「学校で子守はできない」と言われて病院受診を勧められた。友達関係は良好で、WISC-IVではFIQ：141だった。学力の問題はない。現在、ADHDの診断で定期通院している。

> QQ　：先生がうるさいんだよ。休み時間が終われば教室に入るに決まっているから、ちょっと待てばいいのに、先生はそれがわからないみたい。
> 母親　：すぐに入らないからでしょう。
> QQ　：ママもこうなんです。お医者さんに話を聞いてもらったら？（退室）
> 母親　：授業参観に行ったら、他の子は静かに授業を受けているのに、QQはあくびをしたり隣の子にちょっかいを出したりで……。父親は「オレもあんなだった」しか言わないし、先生しか頼れる人がいません。どうしたら他の子と同じになりますか？　そのうち大事件を起こしそうで……。

医師：大変ですね。何だか私も心配になってきました。今日からADHDの薬を始めましょう。学校にお願いして特別支援学級に移籍する手続きをして、お母さんはペアレントトレーニングを受けてください。次回、お父さんと担任の先生を連れてきてください。私からお話しさせてもらいます。

1. 発達障害の子どもの成長パターンを知って経過を判断する

　発達障害の中には、ある時期になると急に成長する、いわゆる「階段状の発達」[1]をする子どもがいます。例えば、小学校低学年のADHDの子どもは同級生よりも幼い印象を受けますが、10〜12歳で急に多動や衝動が改善し実力を発揮し始めます。この時期に大脳前頭前野の成熟が追いつくという報告もあり、ADHDの自然経過の一型と考えられます。

　特にQQくんは非常に知能が高く、よく似た子どもだった父親は成人して弁護士として活躍しています。Q40（→P.176参照）の予後予測因子を考慮すると、QQくんは10歳過ぎてから急速な成長が期待できますし、現在も対人関係や学力は良好で二次障害もなく順調な経過と判断できます。QQくんにしてみれば、2年生になって行動や情緒面に大きな変化があったわけではなく、価値観の違う担任になっただけです。ここで、医師が母親の焦りに影響されて「他の子と同じに」しようとすると自己肯定感の低下や二次障害のリスクが高まるかもしれません。

　担任の価値観や母親の焦りに影響されず、「QQくんは順調に育っています。彼のポテンシャルを信じて大らかな子育てをしてください」と励ますのが医療の役割です。**他の子どもと同じ尺度で経過を判断するなら、発達障害診療の意味がありません。**

2. 医師自身と子ども・家族の治療上の境界線を意識する

　診療中に「患者が過去に誰かに抱いた感情を現在の治療者（医師など）に投影すること」を「転移」と言います。【症例】では、母親の「先生しか頼れる人がいません」という医師への過度の期待は（母親の過去の詳細はわかりませんが）、ひょっとすると転移かもしれません。

　逆に「治療者が患者に無意識に感情を向けてしまうこと」を「逆転移」と言います。もし【症例】の医師が母親の不安に心を動かされ、必要以上に「母親を助けたい／期待に応えたい」と思うあまり、QQくんの問題行動を医師自身の責任と感じてしまっ

たら、逆転移が起きている可能性があります。

転移・逆転移は医療面接の基本ですが、責任感が強い医師が発達障害の子どもを診療すると、ときに医師自身が子ども・家族の問題の当事者のような感情になることがあります。【症例】では母親の不安や焦りが医師自身の不安・焦りになっています。しかし、その結果、不要な投薬や治療介入などQQくんに不利益が生じることは許されません。**医師自身と子ども・家族の問題を切り離し、治療上の境界線を引いてプロフェッショナルとしての姿勢を保つことはとても大切です。**

転移・逆転移はその存在に気づいて治療者が向き合えば相手を理解する有効な手段にもなります。いずれも自然な現象であり、転移・逆転移自体が悪いわけではありませんが、気付かないうちに治療者としての立場を離れることがないようにしましょう。

私はこうしている

1.発達障害診療には治療者－患者の相性もある

発達障害診療では、どうしても治療者と子ども・家族の価値観や人生観がぶつかり合う場面があります。

【症例】の母親が求めているのは「自分の話をじっくり聞いて、不安に共感して、QQくんを他の子と同じにするために何でもしてくれる治療者」かもしれません。筆者も時間が許せばある程度は話を聞きますし、「ご心配なんですね」と共感もしますが、この状況ではQQくんが経過も予後も良好なADHDであり、子育ての目標は「他の子と同じ」になることではないと説明して、少なくとも現時点では投薬はしないでしょう。しかし、このような対応を母親は「期待外れ」と感じるかもしれません。

こうした場合、話し合いを重ねるうちにわかり合えることもありますし、受診が途切れることもあります。残念ながら、筆者はすべての子ども・家族に満足してもらえる診療はできていません。自身の力不足を反省しつつも、「相性のよい治療者に診てもらう方が子どものためになるかな」と思うこともあります。

「子どもがよくならない」背景に、自分と子ども・家族との相性の悪さが影響していると感じたときには、別の治療者を勧めることも許容されるかもしれません。筆者は、自分から転医を勧めた経験はほとんどありませんが、同じ子どもを小児科の専攻医が診療した方がうまく行ったケースはたくさんあります。負け惜しみではなく、やはり**発達障害の診療には治療者－患者の相性が影響すると感じています。**

逆に、相性の良い治療者を探してDrショッピングをするのも家族の権利です。ある講演会で「診療を継続するための工夫」という質問に対して、高名な先生が「(色々

頑張るけど、最後は）去る者は追わず」と返答されました。これは治療者と患者の適度な距離感を示されたのだと解釈しています。それからは通院が途切れても過度に心配することはせず、また受診されたときには「来るものは拒まず」と治療者としての最善を尽くすようにしています。

まとめ

- ☐ 子どもの経過を客観的に評価して本当に「良くなっていない」のか判断しましょう。発達障害の子どもは「階段状の発達」をすることがあります。
- ☐ 転移／逆転移や患者との相性を意識し、治療者として適度な距離感を保って診療しましょう。

文献

1) 市河茂樹. 外来で診る子どもの発達障害 どこまでどのように診るか? pp164-166. 羊土社. 2021.

子どもが思春期になったときの注意点を教えてください

原則＆エビデンス

- ☐ トランジション（成人期診療科への移行）を見据えて本人主体の診療に移行する。
- ☐ 発達障害だけでなく、合併精神疾患の発症に注意する。

症例

15歳（中学3年生）男児　RRくん

■主訴

進路の話ができない。

■これまでの経過

　言語発達は正常下限だった。就学相談のWISC-ⅣはFIQ：66で特別支援学校の判定だったが、地元の小学校特別支援学級（知的）在籍で入学した。大人しいので問題は起こさないが、現在は親しい友人はおらず、小学4年生レベルの学習をしている。中学校からは特別支援学校高等部への進学を勧められているが、母親は普通高校に進学させたい。

母 親：特別支援学校だと高卒の資格が取れないでしょう？　近くに再学習を支援する特例校があって、小・中学校の学習からやり直してくれるそうです。そこなら入れるかもしれない、と言い聞かせているのですが、高校の話をするとRRが大きな声を出したり壁を叩いたり……。

父 親：最近は「自分を別の名前で呼べ」と言いだしたり、夜中に外に出たり、RRの理解できない行動が気になります。二重人格じゃないかと心配なのですが、大丈夫でしょうか？（両親が退室）

医師：今日は元気ないね。ちゃんと眠れていますか？

RR　：夜は不安で眠れないから、コンビニに行ったりしている。

医師：何が不安なの？

RR　：高校のこと。お母さんは〇〇高校にしろ、学校の先生は支援学校がいい、と。どっちも「ボクのため」って言うから困っている……（沈黙）。

医師：先生はキミを5歳から知っているし、よく頑張っているからキミのことは結構好きなので、何かお役に立ちたいのですが……。今は、キミの代わりにキミの本当の気持ちをご両親に伝えるのが、先生にできることかな？　と思います……。どうして別の名前で呼んでほしいの？

RR　：……。別の人間になって、普通の高校に入れる成績を取りたいから。

医師：あぁ……、納得。今日は、そのことをご両親に伝えていいかな？

解説

| 1.トランジションを見据えて本人主体の診療に移行する

　ここでは、思春期を前期（10〜13歳）、中期（14〜17歳）、後期（18〜21歳）と定義しましょう[1]。思春期は扱いにくい時期ですが、特に中期はいわゆる中二病になったり、親子の葛藤が深まったりして診療が難しくなります。

　発達障害の子どもたちにも、身体的な思春期はもちろん、精神的な思春期は訪れます。中でもRRくんのような軽度IDの思春期は、理想の自分にはなれないけど、受容もできないという苦しさがあります。この時期をサポートしながら、成人診療科へのトランジションを図るのは容易ではありません。

　発達障害の子どもが大人になる過程で、自分自身やその特性を理解し、家族との距離や社会の中における居場所を見つけられるのが理想です。そのためには思春期の間に本人との対話を増やし、必要なら本人に診断を告知して、「親離れ／子離れ」を促し、診療の主体を親から子どもに移行させることが大切です。

　RRくんの母親はIDを受容していますが、教育熱心でやや過保護な子育てをしてきました。その結果、自分がよかれと思うとRRくんの気持ちを確認しないところがあり、RRくんも自分の本心を母親に伝えられなくなっています。こうした場合、医師がRRくんと対話し、親子の意思疎通と距離を調整できるとよいかもしれません。

　もちろん、こうした対応はあらかじめ一定の信頼関係があるからできることです。思春期の子どもの診療では信頼関係構築が最優先であり、その前に土足で内面に切り

込むと、診療がうまくいかない印象があります。子どもに「この医師は自分をわかろうと努力している」と感じてもらえるようなコミュニケーションを頑張ったとしても、**長いときは信頼関係構築に2〜3年かかることもあるでしょう**。しかし、思春期後期になると関係構築が円滑にできるようになります。

2.発達障害だけでなく、合併精神疾患の発症に注意する

　思春期は、抑うつや双極症などの気分障害、不安・強迫症、統合失調症、摂食障害などの精神疾患、素行症やゲーム依存、起立性調節障害など合併症が増える時期です。**早ければ8歳、そして10歳を過ぎると精神疾患を疑う訴えが増えてくる**と感じています。子どもの行動が急に変わったとき、特に思春期は精神疾患の発症に注意しましょう（Q42/→P.185参照）。

　その一方で、発達障害、特に思春期のストレスを抱えたASDの子どもから「幻聴が聞こえる」とか「黒いものがついてくる」などの異常体験を聞くことは珍しくありません。被害念慮や幻聴を主訴に受診する「典型的な統合失調症というよりは発達障害が背景にあり、心理的・環境的なストレスが加わり、一過性に統合失調症様症状を呈している患者さん」が増えているという精神科医の記載もあり[2]、「**発達の問題**」と「**精神疾患**」の区別は難しいこともあります。

　上記のような場合、筆者は環境調整や基本的な対応をしても改善がなければ精神科医に紹介しています。思春期発症の精神疾患を見逃すと予後に影響するため、私たちかかりつけ医は「自分が診療できる病態か?」と自分に問い続けることが求められます（Q43/→P.189参照）。

私はこうしている

1.本人を大人として扱う最初の人になる

　【症例】では、RRくんの「支援学校を見学して、ここがいいと思った」、「自分は勉強に向いていない」という気持ちを医師が両親に伝え、ストレス軽減と不眠対策を優先した結果、夜間徘徊も名前変更の要求もなくなりました。特別支援学校に入学してからは非常に良好な経過をたどっています。

　先日、18歳になったRRくんから「先生はオレを大人扱いしくれたから信用できると思った」と言われました。筆者は10年間の診療実績と「医師を利用して親に気持ちを伝えよう」という損得勘定を刺激して診療したつもりでしたが、RRくんにとっては「初めて自分を大人扱いして、判断を支持してくれた人」だったようです。

筆者は思春期の診療が苦手ですが、これ以降「中学生がよそのおじさんに本音を話すことはないだろう。でも、せめてこっちから思春期の子どもを尊重する姿勢を伝えよう」と心がけて診療しています。そうすると、本当に困ったときには本音を話したり、相談してくれたりする子どもが増えました。共通の話題を探したり無理に話を合わせたりしていたときよりも、良い診療ができているように感じています。

> **まとめ**
>
> ☐ 思春期の子どもを尊重して大人同士の信頼関係を構築しながら、診療の主体を子どもに移動させましょう。
> ☐ 精神疾患などの合併症が増える時期です。かかりつけ医が診療できる病態かどうかを常に考えながら慎重に診療しましょう。

文献

1) 中山明子ら編著．ステップアップ思春期の診かた．pp2-7．金芳堂．2023．
2) 鷲田健二ら．一般精神科医は統合失調症と発達障害をどう捉えていますか？　精神医学（増大号）2023; 65(5): 661-662.

いつまで定期通院するのですか？

- ☐ 子ども自身が特性を理解し、制御できるようになる。
- ☐ 医療再受診を含めて、困ったときに本人・家族が対応できるようになる。それまでは定期通院を続けることが望ましい。

症例

18歳（大学1年生）男性　SSくん

■ 主訴

大学生活の報告

■ これまでの経過

　10歳（小学5年生）に対人トラブルと登校渋りを主訴に初診した。IDはないが、幼少時から多動・衝動・不注意が目立ち、ADHDと診断されて抗ADHD薬を開始した。一時的に安定したが、中学生になってから頭痛や腹痛などの不定愁訴、不規則登校、拒薬があり家族だけの通院が続いた時期もあった。受験を契機に抗ADHD薬を再開し、高校に入学した。行動・情緒面も落ち着き、アルバイトもできたので抗ADHD薬を中止した。今回、大学生になり一人暮らしを始め、初めての夏休みに受診した。

SS ：大学と一人暮らしは最高ッス。ちゃんと講義に出て単位取っています。学生課に行って「ボク ADHD です」って言ったけど、「困ったらおいで」と言われました。困ってないのでそれきりです。サークル入って友達できました。酒・たばこ・ギャンブルはやりません。バイトも始めました。無駄遣いは……、バイト代の範疇で少しだけゲームに課金しました。

母親：思ったよりうまくやっています。部屋は汚いし、洗剤とかトイレットペーパーとか買い貯めていますが……。自分で気をつけてやっています。

医師：体調が悪くなったり、情緒不安定になったりすることは？

SS ：ないですね。そういうときは、ここに電話して予約します。

医師：何か困ったときはどうしているの？

SS ：生活のことならサークルの先輩に聞いて、授業とか単位なら大学の同級生や先生に聞いて……、全部メモ取っています。日曜日の夜に、次の週のスケジュールを確認してスマホに入れています。

医師：よし。じゃあ、今日で定期通院は終わりにしましょう。先生からの最後のお願いは、「ラクな金儲けはない」「悪い女に捕まるな」です。

解説

1. 子ども自身が特性を理解し、制御できるようになる

　発達相談の中には、子どもに発達上の問題がないのに家族が不安に思って受診する場合もあります。こうしたケースは子どもが成長するにつれて家族も安心するので、お互いに同意した時点で定期通院は終了します。また、諸般の事情で定期通院が途切れることもよくありますが、本節はそうしたケースではなく、それなりに発達特性のある子どもについて考えましょう。

　発達障害があるからと言って、一生病院にかかり続ける必要はありません。しかし、定期通院を終えるには、安定した生活を数年以上続けていることが大前提です。さらに、周りの配慮や薬物などの医療的介入で安定しているのではなく、多少の困難は自分の力で乗り越えられることが必要です。

　それに加えて診療の主体が子どもに移行し、本人が自分の特性を理解して特性を制御できること、できれば第三者に説明できることも大切です。特性を理解・受容し、医師と率直に特性について話し合い、対策を実行できるようになるには、早くても18歳までかかると思います。

SSくんはADHDですが、決して重症ではありません。小・中学校が辛かったのは、根が自由人なので小・中学校で「みんなと同じ」を要求されることに耐えられなかった側面もあるでしょう。何とか二次障害なく高校生になり、特性について自分でも勉強し、対策があることを知った上で大学・一人暮らしが始まり、人生が楽しくなったようです。

2.医療再受診を含めて、困ったときに本人・家族が対応できるようになる

SSくんは自分の特性を頭では理解し、対策の知識や手段も獲得しています。とは言うものの、筆者もSSくんが口で言うほど完璧な対策ができているとは思いません。それでも定期通院を終了できるのは、SSくん（と家族）は何かあっても自分で対応できる、SOSを出せると確信しているからです。

SSくんの長所の一つに、自分の情緒や行動をモニタリングできるメタ認知の高さがあります。自分を客観的にモニタリングできないと、危機的状況に気づくのが遅れてしまいます。そうした不安がある場合は、1年に1〜2回でも定期通院してもらうように提案しています。

私はこうしている

1.新生活が始まった夏休みに最後の受診をお願いする

発達障害と言っても、重症度や社会適応は人によって様々です。家族も子どもを理解して上手に扱えるようになり、子どもも成長に伴って特性も目立たなくなると、お互いニコニコしながら世間話をするだけの落ち着いた外来が何年も続くことも珍しくありません。

それでも、Q45（→P.197参照）で述べたように思春期には何が起こるかわからないので、なるべく中学1年生の夏休みまでは受診してもらっています。進学や部活動で生活が変わってもうまく適応していることを確認し、事前に本人への診断告知あるいは受診した理由の伝え方を家族と打ち合わせた上で、本人に説明をし、必ず「困ったときはいつでもおいで」と伝えるようにしています。

発達特性が強かったり、SSくんのように社会適応に苦戦した経過があったりする場合は、中学生で診療を終えることはできません。筆者の経験では、15歳までに発達障害を受容して自己理解を深めることは難しいからです。高校3年間を安定して過ごして「もう大丈夫」と判断しても、卒業後の新生活に適応できていることを確認するようにしています。そして、**何歳になっても困ったときの窓口として相談してもらってよいことを伝え**ています。

蛇足ですが、特別支援学校に通っている子どもは、20歳で障害者基礎年金を申請する可能性があるので、医療として介入していなくても1年に1〜2回の通院を続けてもらっています。

まとめ

- ☐ 定期通院を終了するには、本人が自分を理解・受容し、特性を制御したり、自分をモニタリングしたりできることが必要です。
- ☐ 思春期を過ぎて、高校・大学・就職などの新生活が軌道に乗っていることを確認してから定期通院を終了しましょう。

トランジション（成人期診療科への移行）はどうしたらよいですか？

- ☐ トランジション（成人期診療科への移行）は転科促進ではなく、ヘルスリテラシー獲得促進である。
- ☐ 思春期以降、数年かけて成人期診療科への転科の準備を行う。

症例

18歳（高校3年生）男性　TTくん

■主訴

精神科を受診した報告

■これまでの経過

　小学4年生のときに不登校になり、当院小児科を初診してFIQ：118のIDを伴わないASDと診断された。中学生になり、父親がうつ病で休職すると本人も登校しなくなった。通信制高校に入学したが昼夜逆転してゲームばかりしている。高校2年生のとき精神障害者福祉手帳を取得し、精神保健福祉士の関わりが始まった。父親の強い希望で精神科（成人期診療科）を紹介受診した。

> **TT**：お父さんが「18歳だから精神科だろ」って言ったのに、当日は「体調が悪い」と言うからお母さんと行った。ボクは聞かれたことに答えただけ。「困っていることはない。このままが幸せ」と言った。
>
> **母親**：先生の言う通り、精神科って親とはあまり話をしないんですね。私がTTの将来が不安だ、という話をしたら「今、ご本人は幸せだから、現状維持でよいのでは？　ゲームは好きなだけやらせなさい」と言われました。どうやって社会に出すかを一緒に考えてほしかったのに。

医師：そうでしたか……。お父さんの迫力に負けて紹介しちゃったけど、準備不足でしたね。TTくんにもご家族にも、向こうのお医者さんにも申し訳ないです。……、次回予約はどうなっていますか？

TT ：ボクに聞かれたから、「別にいいです」って断りました。

母親：継続処方はできると言われましたが……。何か申し訳なくて。

医師：ホントにごめんなさい。次に成人期診療科に行くときは、しっかり準備してから紹介しますね。精神科の先生には今度会ったときに謝っとくからお母さんは気にしないでください。

解説

1.トランジションは転科促進ではなく、ヘルスリテラシー獲得促進である

トランジション（成人期診療科への移行）とは、「小児期発症の慢性疾患を持つ患者が小児を対象としたヘルスケアから成人を対象とするヘルスケアへ切れ目なく移る計画的、継続的、包括的な患者中心のプロセス」です[1]。その目的は「思春期から成人期に移行するにあたり、継続的で良質、かつ発達に即した医療サービスを提供することを通して、生涯にわたり持てる機能と潜在能力を最大限に発揮できるようにすること」であり[1]、決して転科支援・転科促進だけではありません。**大切なのはヘルスリテラシーの獲得**[2]、**つまり自分の疾患や健康を正確に理解し、適切な判断ができるようになることです**。その結果、転科につながるのが理想的な形でしょう。

発達障害診療で考えると、第8章を通じたテーマでもありますが、親から子ども本人を中心とした診療に移行し、本人に自分の特性を理解してもらうことがトランジションの第一歩です。しかし思春期に、自分の特性を受容するのは難しい課題です。むしろ医療ニーズに乏しく、通院を止めたい子どもの方が多いでしょう。

このように考えると、TTくんはまだトランジションには早いようです。これは単なる医師の怠慢ではなく、TTくんの精神的成熟の遅れや家庭環境も大きな要因です。まったく準備ができていない患者を紹介された精神科の先生には、本当に申し訳なく思っています。

2.思春期以降、数年かけて成人診療科への転科の準備を行う

日本小児科学会の提言[1]では12〜14歳をトランジションの導入期、14〜18歳に準備と計画、18〜21歳で成人期診療科への転科を始め、少なくとも6か月間は小児期診療科も患者と家族に接触しながら、18〜26歳までに転科を完了するという移行

期医療に関する主要6要素が紹介されています。

これは発達障害も含めた「小児期発症の慢性疾患」に関する提言ですが、発達障害にもよく当てはまります。**トランジションは、12 ～ 26歳という長い時間をかけて取り組むべき重要な課題です。**

提言では多職種チームでトランジションを進める重要性も強調されています。18歳を過ぎると学校のサポートがなくなり、福祉制度の担当部署が変わるので、新しいサポートチームを立ち上げる必要があります。かかりつけ医が自前でトランジション・チームを作ることは難しいので、筆者は市町村の福祉担当部署と連携しています。

私はこうしている

| 1.小児期診療科と成人期診療科の診療スタイルの違いを説明する

トランジションには多くの困難があります（ 表47-1 ）。私見ですが、中でも小児科（小児期診療科）と精神科（成人期診療科）の診療スタイルの違いに戸惑う家族は多く、事前に説明が必要です。

表44-1 **トランジションの困難**

	具体例
患者／子ども	・年齢に比して未熟（疾病理解 / 自己決定能力 / 伝える力） ・疾患による認知力の低下 ・生活の変化 / 二次障害で生活が不安定 ・自分自身は医療ニーズがなく強く治療終了を希望
家族	・過保護気味の育児で本人の自立を遅らせている? ・小児期診療科との密接な関係 ・成人期診療科に関する知識不足 ・家族自身の相談先がなくなる
小児期診療科	・家族中心の診療に慣れている ・本人への告知 / 患者教育が不足 ・診療情報提供が不十分 ・成人期診療科に関する知識不足
成人期診療科	・患者中心の診療（自己決定が原則） ・家族は診療の直接的な対象ではない?
社会／制度	・医療費の自己負担額の増大 ・学校などのサポートがなくなる ・福祉制度や行政の担当部署が変更 ・本人が福祉制度の利用に抵抗する

原田[3] は、小児科が「治せるものは治す」のに対し、成人期精神科の「出来上がったものに過重な負荷をかけない」という診療モデルの違いを指摘しています。小児科医である筆者も、無意識に右肩上がりの成長を期待して診療しているところがあり、的確な指摘だと感じます。【症例】でも、ゲームを止めて社会参加してほしいという母親の気持ちと小児科医の方針は一致していますが、精神科医は「TTくんが活躍できるのはゲームの世界だけだから、彼の内面的幸福のためにはゲームを止めさせる必要はない」と、少なくとも急ぐ課題ではないと判断しており、小児科医や母親の方針とズレがあります。

　また、小児科では家族を通じて子どもに介入する治療手法を多用するので、家族との面談に時間をかけますが、精神科では本人中心の診療が一般的なので、家族と話す時間は短くなります。母親は精神科医が「次回予約を（母親ではなく）本人に相談した」ことに驚いていましたが、精神科医もその反応に驚いたことでしょう。

　こうした診療スタイルの違いは「よい／悪い」ではなく、文化の違いのようなものです。子どもや家族がカルチャーショックを受けないように、事前に説明が必要です。

2.成人期診療科と併診して円滑なトランジションをサポートする

　子どもが成人になったときには、①紹介状を書いて完全に転科、②ある程度の期間、小児期診療科にも通院する併診、③小児期診療科がずっと診療を続ける継続診療の3つの方法があります。

　小児科学会の提言[1] では、成人期診療科を受診した後も、6か月間は小児期診療科も患者と家族に接触することを推奨しています。これは、②の併診に該当しますが、表47-1 に挙げた困難を減らすためにも有用な手段だと思います。

　もちろん、紹介後の診療の方針は成人期診療科にお任せし、お邪魔にならないように配慮しながら上記のような「違い」のすき間を埋めたり、家族の気持ちを聞いたりするのが中心になります。1〜3回で終わることが多いですが、筆者は6年間併診を続けた経験もあります。

　たまに成人期診療科とうまく行かずに帰ってくることもありますが、併診していればそのまま診療を続けられるという利点もあります。その場合、仕切り直してもう一度トランジションを試みるのですが、そのまま筆者の外来に通院している人たちもいます。さすがに母親はついて来なくなりましたが、就職して一人暮らしをしているいい大人が、子どもを連れてきた同級生と小児科の待合室で歓談しながら診察の順番を待っています。トランジションはとても重要で、本当に難しい課題です。

- ☐ 思春期以降、数年かけて自分の特性と健康に関する判断力（ヘルスリテラシー）を育ててから成人期診療科への転科を行いましょう。
- ☐ 診療スタイルなど、成人期診療科と小児期診療科の違いを説明し、可能なら一定の併診期間を設けてトランジションを進めましょう。

文献

1) 日本小児科学会移行支援に関する提言作成ワーキンググループ委員会報告．小児期発症慢性疾患を有する患者の成人移行支援を推進するための提言．日児誌 2023; 127(1): 61-78．
2) 国立成育医療研究センター．国立成育医療研究センターの成人移行支援に関する考え方．https://www.ncchd.go.jp/hospital/about/information/transition.html［最終アクセス 2024年9月6日］
3) 原田剛．発達障害臨床における児童精神科医の役割．児童青年精神医学とその近接領域 2018; 59(4): 420-425．

「無視」した後は「待ってほめる」

■ 外来で使いやすい「子どもの行動を3つに分ける」

Q27で少しだけ紹介しましたが、ペアレントトレーニングの「子どもの行動を3つに分ける（下記①〜③）」は忙しい外来で使いやすい手法です。

> ▪ 増やしたい行動
> 　　→ほめたりご褒美を与えたりして強化する
> ▪ 減らしたい行動
> 　　→無視して弱化する
> ▪ 許容できない行動
> 　　→制止する

オペラント条件付けや応用行動分析より手軽で、家族にも理解してもらいやすいのですが、あらかじめ伝えておくべき注意点があります。

■ 減らしたい行動を「無視」するだけではない

実際に多いのが、②の「無視」を「冷たい」と誤解する家族です。これは「子どもを無視」ではなく「行動を無視」するという意味で、「知らんふりする／注目を外す」と理解してもらいましょう。具体的には、すぐに視線を外して感情を表に出さず、子どもの挑発に乗らず、子どもが「その行動を止めたときに、ほめるために待つ」のが「無視」です。また「無視」だけで終わりではなく、②（減らしたい行動を無視する）→ ①（減らしたい行動を止めたことをほめる）でワンセットであることを強調して伝えてください。

子どもが「行動Aではお母さんは相手にしてくれない。行動Bの方が有益だ」と学んでくれるのが目的ですが、発達障害があると自発的に望ましい行動Bが出てこないことがあります。そのときは行動Aが終わり、子どもが落ち着いた段階で行動Bを具体的に教えるようにしましょう。

■ 基本的信頼感がない子どもには「無視」をしない

「無視」は子どもが耐えられることが大前提です。「親はいつでも自分を守ってくれる」という基本的信頼感の形成期にある3歳未満の子どもや、見捨てられ感に敏感な被虐待児に「無視」は使わない方がよいでしょう。

■ 最初は行動がエスカレートすることも

「子どもの行動を3つに分ける」手法も、子どもが慣れるまではうまく行きません。むしろ一時的に行動がエスカレートする時期があります。しかし、「無視→待ってほめる」が親子のルーチンになると非常に効果的です。親には、無理せず、でもあきらめずに続けるように伝えてください。

① ASD（自閉スペクトラム症）の診断基準（DSM-5-TR™ を元に筆者作成）

A. 複数の状況で社会的コミュニケーションおよび対人的相互反応における持続的な欠陥（以下のすべて）

（1）相互の対人的−情緒的関係の欠落
例：対人的に異常に近づく、通常の会話ができない、興味や情動・感情の共有が乏しい
（2）対人的相互反応で非言語的コミュニケーションの欠落
例：まとまりの悪いコミュニケーション、視線や身振り・表情の理解や使用の欠陥
（3）人間関係の発展・維持・理解の欠落
例：社会状況に合った行動調整の困難、想像上の遊びや友達作りの困難、仲間への興味の欠如

B. 限定された反復する様式の行動、興味、活動（以下の 2 点以上）

（1）常同的または反復的な身体運動や物の使用、あるいは会話
例：おもちゃを並べる・物を叩くなど単調な常同運動、反響言語、独特な言い回し
（2）同一性への固執、習慣への頑なこだわり、言語・非言語上の儀式的な行動様式
例：変化に対する苦痛、移行の困難、柔軟性に欠ける思考、同じ道順や食べ物への要求
（3）強さや対象において異常なほど極めて限定、執着された興味
例：一般的ではない対象への強い愛着、過度に限局・固執した興味
（4）感覚刺激に対する過敏さあるいは鈍感さ、あるいは環境の感覚的側面に対する普通以上の関心
例：痛みや温度に無関心、特定の音や触感に逆の反応をする、対象を過度に嗅いだり触れたりする、光または動きを見ることに熱中する

C. 症状は発達早期の段階で必ず出現する
（社会的要求が能力の限界を超えるまでは症状は明らかにならない、または生活で学んだ対応様式によって隠されている場合もある）

D. 症状は社会的、職業的、他の重要な領域に臨床的に意味のある障害を引き起こしている

E. これらの障害は知的障害または全般的発達遅延ではうまく説明されない

A.（1）および／または（2）によって特徴づけられる、不注意および／または多動性－衝動性の持続的な様式で、機能または発達の妨げとなっているもの

（1）不注意：以下の症状のうち 6 つ（またはそれ以上）が少なくとも 6 か月持続したことがあり、その程度は発達の水準に不相応で、社会的および学業的／職業的活動に直接、悪影響を及ぼすほどである。

注：それらの症状は、単なる反抗的行動、挑戦、敵意の表れではなく、課題や指示を理解できないことでもない。青年期後期および成人期（17歳以上）では、少なくとも5つ以上の症状が必要である。

（a）学業、仕事、またはほかの活動中に、しばしば綿密に注意することができない、または不注意な間違いをする（例：細部を見過ごしたり見逃してしまう、作業が不正確である）。
（b）課題または遊びの活動中に、しばしば注意を持続することが困難である（例：講義、会話、または長時間の読書に集中し続けることが難しい）。
（c）直接話しかけられたときに、しばしば聞いていないように見える（例：明らかな注意を逸らすものがない状況でさえ、心がどこか他所にあるように見える）。
（d）しばしば指示に従えず、学業、用事、職場での義務をやり遂げることができない（例：課題を始めるがすぐに集中できなくなる、また容易に脱線する）。
（e）課題や活動を順序だてることがしばしば困難である（例：一連の課題を遂行することが難しい、資料や持ち物を整理しておくことが難しい、作業が乱雑でまとまりがない、時間の管理が苦手、締め切りを守れない）。
（f）精神的努力の持続を要する課題（例：学業や宿題、青年期後期および成人期では報告書の作成、書類に漏れなく記入すること、長い文書を見直すことに従事することをしばしば避ける、嫌う、またはいやいや行う）。
（g）課題や活動に必要なもの（例：学校教材、鉛筆、本、道具、財布、鍵、書類、眼鏡、携帯電話）をしばしばなくしてしまう。
（h）しばしば外的な刺激（青年期後期および成人では無関係な考えも含まれる）によってすぐ気が散ってしまう。
（i）しばしば日々の活動（例：用事を足すこと、お使いをすること、青年期後期および成人期では、電話を折り返しかけること、お金の支払い、会合の約束を守ること）で忘れっぽい。

（2）多動性および衝動性：以下の症状のうち6つ（またはそれ以上）が少なくとも6か月持続したことがあり、その程度は発達の水準に不相応で、社会的および学業的／職業的活動に直性、悪影響を及ぼすほどである。

注：それらの症状は、単なる反抗的態度、挑戦、敵意の表れではなく、課題や指示を理解できないことでもない。青年期後期および成人期（17歳以上）では、少なくとも5つ以上の症状が必要である。

(a) しばしば手足をそわそわ動かしたりトントン叩く、またはいすの上でもじもじする。

(b) 席についていることが求められる場面でしばしば席を離れる（例：教室、職場、その他の作業場所で、またはそこにとどまることを要求される他の場面で、自分の場所を離れる）。

(c) 不適切な状況でしばしば走り回ったり高い所へ登ったりする（注：青年または成人では、落ち着かない感じのみに限られるかもしれない）。

(d) 静かに遊んだり余暇活動についたりすることがしばしばできない。

(e) しばしば「じっとしていない」、またはまるで「エンジンで動かされているように」行動する（例：レストランや会議に長時間とどまることができないかまたは不快に感じる；他の人たちには、落ち着かないとか、一緒にいることが困難と感じられるかもしれない）。

(f) しばしばしゃべりすぎる。

(g) しばしば質問が終わる前に出し抜いて答え始めてしまう（例：他の人たちの言葉の続きを言ってしまう；会話で自分の番を待つことができない）。

(h) しばしば自分の順番を待つことが困難である（例：列に並んでいるとき）。

(i) しばしば他人を妨害し、邪魔する（例：会話、ゲーム、または活動に干渉する；相手に聞かずにまたは許可を得ずに他人の物を使い始めるかもしれない；青年または成人では、他人のしていることに口出ししたり横取りしたりすることがあるかもしれない）。

B. 不注意または多動性－衝動性の症状のうち、いくつもが12歳になる前から存在していた。

C. 不注意または多動性－衝動性の症状のうち、いくつかが2つ以上の状況（例：家庭、学校、職場；友人や親戚といるとき；その他の活動中）において存在する。

D. これらの症状が、社会的、学業的、または職業的機能を損なわせている、またはその質を低下させているという明確な証拠がある。

E. その症状は、統合失調症、または他の精神病性障害の経過中にのみ起こるものではなく、他の精神疾患（例：気分障害、不安症、解離症、パーソナリティ障害、物質中毒または離脱）ではうまく説明されない。

③ ID（知的能力障害）の診断基準（DSM-5-TR™ を元に筆者作成）

知的能力障害（知的発達症）は、発達期に発症し、概念的（conceptual[*1]）、社会的（social[*2]）、および実用的（practical[*3]）な領域における知的機能と適応機能両面の欠陥を含む障害である。以下の3つの基準を満たさなければならない。

A. 臨床的評価および個別化、標準化された知能検査によって確かめられる、論理的思考、問題解決、計画、抽象的思考、判断、学校での学習、および経験からの学習など、知的機能の欠陥。

B. 個人の自立や社会的責任において発達的および社会文化的な水準を満たすことができなくなるという適応機能の欠陥。継続的な支援がなければ、適応上の欠陥は、家庭、学校、職場、および地域社会といった多岐にわたる環境において、コミュニケーション、社会参加、および自立した生活といった複数の日常生活活動における機能を限定する。

C. 知的および適応の欠陥は、発達期の間に発症する。

A.基準は標準化された知能検査で-2SD以下、すなわちWISCであれば70±5以下と解釈できる。
重症度は軽度・中等度・重度・最重度に分類されるが、IQ値ではなく、適応機能に基づいて定義される。
*1〜3は筆者が原文から引用して追記。

④ sLD（限局性学習症）の診断基準（DSM-5-TR™ を元に筆者作成）

A. 学習や学業的技能の使用に困難があり、その困難を対象とした介入が提供されているにもかかわらず、以下の症状の少なくとも 1 つが存在し、少なくとも 6 か月間持続していることで明らかになる：

　1) 不的確または速度が遅く、努力を要する読字
　2) 読んでいるものの意味を理解することの困難さ
　3) 綴字の困難さ
　4) 書字表出の困難さ
　5) 数字の概念、数値、または計算を習得することの困難さ
　6) 数学的推論の困難さ

B. 欠陥のある学業的技能は、その人の歴年齢に期待されるよりも、著明にかつ定量的に低く、学業または職業遂行能力、または日常生活活動に意味のある傷害を引き起こしており、個別施行の標準化された到達尺度および総合的な臨床評価で確認されている。17 歳以上の人においては、確認された学習困難の経歴は標準化された評価の代わりにしてよいかもしれない。

C. 学習困難は学齢期に始まるが、欠陥のある学業的技能に対する要求が、その人の限られた能力を超えるまでは完全には明らかにはならないかもしれない。

D. 学習困難は知的能力障害群、非矯正視力または聴力、他の精神または神経疾患、心理社会的逆境、学業的指導に用いる言語の習熟度不足、または不適切な教育的指導によってはうまく説明できない。

注：4 つの診断基準はその人の経歴、成績表、および心理教育的評価の臨床的総括に基づいて満たされるべきである。

索引 INDEX

欧 文

25％の法則	111, 112
ABC分析	121
ADHD	60, 83, 131
ADHD-Rating Scale	48, 71
ADHDガイドライン	135
Antecedent	121
ASD	60, 79
Behavior	121
CCQ	30, 111
Closed Question	30
Common Disease	12
comorbidity	51
complication	51
Consequence	121
Default Mode Network（DMN）仮説	83
Developmental Disability（DD）	3
Do No Harm	142, 143
Drショッピング	195
DSM-5-TR	4
ESSENCE	19
FRI	56
FSIQ	56
ID	60, 86, 131
IDの重症度	86, 87
I-message	111, 112
LA（通級指導）教室	124
maltreatment	20
M-CHAT	48
MTA study	136
Neurodevelopmental Disorder（NDD）	3
Open Quesiton	30

PARS（Pervasive Developmental Disorders Autism Society Japan Rating Scale）	71
Problem	74
PSI	56
Slow Acting Message	111, 112
SOAP	43, 60
Task-Positive Network（TPNs）	84
Triple Pathway Model	83
VCI	56
VSI	56
WISC（Wechsler Intelligence Scale for Children）	55
WISC-V（IV）	48
WMI	56

日 本 語

あ

相性	195
アセスメント	60, 74
アトピー性皮膚炎	26
アンガーコントロール	124
意見書	96
依存症	51
易怒性	187
イヤーマフ	132
インクルーシブ教育	114
エビデンスがある	139
応用行動分析	119, 121
オペラント条件付け	119, 120
親子のミスマッチ	39
親の過剰な期待	39
親離れ	129, 198
親への治療	100

か

階段状の発達	194
かかりつけ医の強み	13
かかりつけ医の役割	12
学習障害	130
学術研究	67
学力不振	52, 130
過剰適応	187
家族会	154, 161
家族の申請	164
家族の発達特性	24
家族への説明	75
家族向け問診票	40
学校関係者	157
学校向け問診票	40
合併症	51
合併精神疾患	197
カテコラミン	83
カミングアウト	91
カムフラージュ	174, 187
カラーチャート	131
カラールーペ	131
感覚過敏	31, 52
感覚処理	79
感覚特性	148
環境調整	100, 117
鑑別疾患	23, 26
関連機関との連携	100
キーワード	92
基礎疾患	26
基本的生活習慣	107
逆転移	194, 195
客観的情報	39
教育委員会	158
教育支援計画	117
強化	120
教職員	157
強迫症	51
許容できない行動	111, 120
キレート剤	104

グループダイナミクス	157
グレーゾーン	67, 96
クレーン現象	19
軽度ID	71
結果	121
言語化	76
言語理解指標	56
検査	47
抗ADHD薬	139
効果判定	139
甲状腺機能	47
抗精神病薬	139
公的支援	165
行動	121
合理的配慮	24, 97, 114, 115, 117
声かけの基本	30
誤学習	11
告知のタイミング	91
心の学校医制度（仮）	159
個人間差	54
個人内差	54
言葉の遅れ	34
言葉のレディネス	79
子どもへの治療	100
子離れ	129, 198
コミュニケーションの障害	71

さ

最適予後群	178, 181
さかさバイバイ	19
作業療法	103
サプリメント	104
視覚化	43, 61
叱らない子育て	111
時間処理障害	83
視空間指標	56
思春期	203
実行機能障害	83
失敗体験	113
児童発達支援	165

自分のタイミング	31
自閉スペクトラム症	78
社会資源	67, 165
社会的障害の有無	39
社会的な要求	20
社会的リスク	192
社会福祉制度	8
弱化	120
受給者証取得	97
受容	80, 92
主要指標	55
紹介基準	35
障害者基礎年金	204
障害者差別解消法	117
障害者年金	97, 167
障害受容	161
障害福祉サービス受給者証	165
症状の意味	70, 71
情報を整理	43
処理速度指標	56
神経発達症	3
身体症状	13
身体表現性障害	49
診断	67
診断基準	4, 70, 72, 79
診断告知	80
診断書	96
心理社会的治療	103
診療スタイル	207
診療対象	192
診療範囲	192
睡眠時無呼吸症候群	23
睡眠障害	23, 26, 52
スクリーニング検査	51, 70
スペクトラム	94, 95
生活介護事業所	167
精神疾患	190, 192, 199
精神障害者保険福祉手帳	97
成人発症ADHD	5
絶対的適応	135, 141

説明の視覚化	77
全検査IQ	55, 56
先行条件	121
前頭前皮質	83
早期支援	108
早期支援・介入	107
相対的適応	135, 141
相談支援専門員	152, 155, 164
双方向性の連携	158
ソーシャルスキルトレーニング	103
素行症	51

た

多職種チーム	34, 35, 192, 207
他職種と役割分担	9
他職種と連携	9
多職種連携	153, 154
田中ビネー知能検査V	48
短期的な目標	174
短期入所	167
地域連携	13
遅延報酬障害	83
知能検査	70, 86
中核症状	83
中長期的経過	173
中長期的経過調査	172
長期的な目標	176, 177
長期フォローアップ	13
通級指導教室	124
強み	43
適応機能障害	86
転移	194, 195
同一労働同一賃金の原則	117
特性の言語化	77
特別支援学級	124
特別支援学級（自閉／情緒）	124
特別支援学級（知的）	124
特別支援学校	124
特別支援教育	8, 123
特別児童扶養手当	97, 167

トップダウン型の連携	159
トランジション	197, 198, 205, 206
トリアージ	13, 35
鈍麻	52

な

二次障害	51, 84, 111, 192

は

バイオマーカー	5
排泄障害	52
発達／知能検査	48
発達支援	102
発達障害	3
発達障害の告知	92
発達障害の診断	5
発達性協調運動症	52
発達特性	95
般化の問題	101
被虐待経験の再現	186
被虐待児	5
非典型的な経過	28
評価尺度	48, 70
氷山モデル	61
標的症状	139
頻回受診	13
不安	60
不安症	51
フィードバック	111
副作用	47, 140, 148, 187
福祉サービス	88, 165
不適切な教育	20, 35
不適切な養育	60, 187
増やしたい行動	111, 120
ペアレントトレーニング	101, 194
併用	145
減らしたい行動	111, 120
ヘルスリテラシー	205
片側性難聴	49
放課後等デイサービス	167

包括的な支援	34
補助指標	55
ボトムアップ式の連携	159
ほめる／無視する／制止する	112

ま

マイナスの感情	23
マイペース	78
慢性疾患	206
見通し	74
目標	74
問診の Universal Approach	39

や

薬物治療	84, 135, 143
薬物の影響	26
抑うつ	51, 60
予後予測因子	176, 178, 179, 190, 194
弱み	43

ら

ライフスキルトレーニング	103
ライフステージ	184
流動性推理指標	56
療育	100, 102
療育手帳	167
ルーチン	32
連携の課題	8
連続帯	94, 95

わ

ワーキングメモリ指標	56
ワクチン忌避	104

著者プロフィール

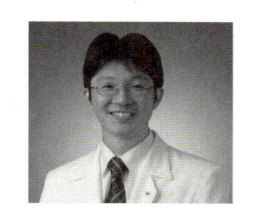

市河 茂樹（いちかわしげき）

社会福祉法人太陽会　安房地域医療センター　小児科部長
日本小児科学会専門医／指導医
神奈川県立こども医療センター総合診療科、亀田メディカルセンター小児科等を経て現職

1976年山口県生まれ。
「一人で頑張らずに周りの力を借りる」をモットーに、研修医や地域の多職種と協力しながら、かかりつけ医として700人を超える発達障害の子どもを診療してきました。発達障害に関わる医師が増えることを目指して、研修医指導から得た発達障害診療のコツや地域連携の経験を講演会や学会で紹介しています。
日本小児科学会JPSオンライン・セミナー「発達障害児への対応」作成担当。医療者向けポータルサイトm3.comで「かかりつけ医の発達障害診療」「子どもの発達障害〜診療のコツとピットフォール〜」連載中。著書に「外来で診る子どもの発達障害　どこまでどのように診るか？」（羊土社）。

医療現場の悩みを解決！　子どもの発達障害Q&A

2025年4月1日 第1版第1刷ⓒ

著　　　者	市河茂樹　ICHIKAWA, Shigeki	
発　行　者	宇山閑文	
発　行　所	株式会社金芳堂	
	〒606-8425 京都市左京区鹿ヶ谷西寺ノ前町34番地	
	振替　01030-1-15605	
	電話　075-751-1111（代）	
	https://www.kinpodo-pub.co.jp/	
組版・装丁	瀧澤デザイン室	
印刷・製本	モリモト印刷株式会社	

落丁・乱丁本は直接小社へお送りください、お取替え致します。
Printed in Japan
ISBN978-4-7653-2043-6